Die Körpermessung der Verbrecher nach Bertillon

und die

Photographie

als die

wichtigsten Hilfsmittel der gerichtlichen Polizei

sowie

Anleitung zur Aufnahme von Fussspuren jeder Art.

Mit zahlreichen Abbildungen im Text und 21 Tafeln

von

O. Klatt,

Königl. Kriminalinspektor,

Vorsteher der Zentrale des anthropometrischen Erkennungsdienstes für Deutschland.

Berlin 1902.

J. J. Heines Verlag.

Vorwort.

Obwohl Bertillons epochemachendes Verfahren, die Verbrecher einer Körper- oder vielmehr Gliedermessung zu unterwerfen und dadurch ihre Identifizierung zu ermöglichen, seit mehr denn 10 Jahren besteht und staunenerregende Erfolge aufzuweisen hat, so ist die ungeheure Bedeutung dieser Einrichtung in Deutschland doch nur den direkt mit der Messung der Verbrecher betrauten Kreisen bekannt.

Es wäre sonst nicht möglich gewesen, dass auswärtige Behörden bei Feststellung der Idendität ergriffener Verbrecher erst auf die in ihrer Stadt befindliche Messstation haben aufmerksam gemacht werden müssen; es wäre sonst nicht möglich, dass noch in jüngster Zeit, wo bereits bei 60 im Deutschen Reiche verteilten Behörden das Messverfahren eingeführt war, einer auswärtigen Justizbehörde ein „Bertillonsches" Messverfahren überhaupt nicht bekannt gewesen wäre.

Der Grund zu dieser auffallenden Erscheinung dürfte in dem Umstande, dass die Körpermessung als ein auf seine Erfolge noch nicht hinlänglich geprüftes Experiment, höchstens als eine lediglich polizeiliche Verwaltungsmassregel betrachtet wird, und in dem Mangel einschlägiger Litteratur zu suchen sein.

Der Verfasser hat es sich zur Aufgabe gemacht an der Hand der bei der Zentrale des Anthropometrischen Erkennungsdienstes zu Berlin seit dem Jahre 1897 gemachten Erfahrungen auf die ungeahnten Erfolge der „Bertillonage", die absolute Zuverlässigkeit des Verfahrens, die Bedeutung für die Strafrechtspflege und die Notwendigkeit weitester Verbreitung hinzuweisen; eine Aufgabe, welche ihm durch das Entgegenkommen des genialen Erfinders der Bertillonage, der ihm die auf seine Person bezüglichen Daten und eine Reihe interessanter Photographien bereitwilligst zur Verfügung stellte, wesentlich erleichtert wurde.

Durch den Anhang, welcher die Aufnahme von Fussspuren mittelst Gips behandelt, glaubt der Verfasser einem thatsächlichen Bedürfnisse abgeholfen zu haben, da zahlreiche Anfragen von Polizeibehörden bewiesen, dass ein zuverlässiges Verfahren in dieser Beziehung überhaupt nicht bekannt war.

Der Verfasser.

Inhaltsverzeichnis.

			Seite
Kapitel	I.	Einleitung	1
„	II.	Die Photographie	9
„	III.	Alfons Bertillon	15
„	IV.	Einführung der Körpermessung in Deutschland	22
„	V.	Die Messgeräte und die Messungen	42
„	VI.	Die Augenklassen	48
„	VII.	Die Beschreibung	51
„	VIII.	Die Aufnahme von Narben und anderen besonderen Kennzeichen	61
„	IX.	Verzeichnis sämtlicher Abkürzungen	63
„	X.	Die Messkarte	67
„	XI.	Das Signalement	69
„	XII.	Die Photographie bei der Thatbestandsaufnahme	72
„	XIII.	Anleitung zur Aufnahme von Fussspuren	76

I. Einleitung.

Hauptaufgabe der gerichtlichen Polizei ist die Bekämpfung des gewerbsmässigen Verbrechertums.

Der gewerbsmässige Verbrecher schädigt nicht allein durch immer grösseres Raffinement, stetig zunehmende Routine und wachsende Kühnheit von Jahr zu Jahr mehr das Gemeinwesen, sondern wird auch dadurch so ausserordentlich gefährlich, dass er durch sein Beispiel, oft auch durch Rat und That auf seine jugendlichen Genossen, die ohne seinen verderblichen Einfluss vielleicht noch dem Verbrechertume zu entreissen wären, einwirkt und so eine neue Verbrechergeneration erzieht.

Man sehe sich einmal die halbwüchsigen Burschen an, welche bei den öffentlichen Hauptverhandlungen der Gerichte das Hauptkontingent der Zuschauer bilden, wenn ein durch die Person des Angeschuldigten oder die Ausführung der That besonders interessanter Fall zu Verhandlung steht, und man wird bemerken, mit welcher atemlosen Spannung sie der Verhandlung folgen, wie ihre Augen leuchten, wenn die Kniffe und Schliche erörtert werden, welche der Angeklagte bei Begehung der That oder zur Verhinderung der Entdeckung angewandt hat, wie sich ihre Stirnen verfinstern, wenn sich das Netz über ihren Helden mehr und mehr zusammenzieht, und wie sie ihrem Groll laut Luft machen, wenn es schliesslich zu einer Verurteilung kommt.

Aus diesen „Kriminalstudenten" setzt sich der Nachwuchs des gewerbsmässigen Verbrechertums zusammen. Nach dem Statistischen Jahrbuche des Deutschen Reiches betrug die Zahl der wegen Verbrechen und Vergehen verurteilten Personen im Jahre 1898 rund 477 000, gegen 1897 14 000, gegen 1893 47 000 Personen mehr. Unter den im Jahre 1898 Verurteilten befanden sich 47 986 Jugendliche und 191 912 Vorbetrafte; diese Rückfälligen, welche mehr wie 40 Prozent aller Verurteilten betragen, bilden das Gros des gewerbsmässigen Verbrechertums.

Von Jahr zu Jahr wird der Kampf gegen dasselbe schwieriger und umfangreicher. Nicht allein, dass der Verbrecher die Eigenart der Grossstadt, seines eigentlichen Feldes kennt, er ist auch mit den Gewohnheiten der einzelnen Bevölkerungsklassen vollständig vertraut. Er weiss z. B., dass das Speisezimmer fast stets nach hinten gelegen ist, dass dasselbe ein bis zwei Stunden vor der Anrichtezeit meist unbeaufsichtigt ist, und sich ein Besuch desselben um diese Zeit zur Plünderung des Büffets, in welchem das silberne Tischgerät aufbewahrt wird, lohnt. Er kennt die Dienstzeit der Telephonistinnen und Lehrerinnen, er weiss, wann die Arbeiterfrauen ihre Wohnung verlassen, um ihren Männern das Mittagessen nachzutragen, ebenso ist ihm der Beginn der Schulferien, der Gerichts- und der Universitätsferien nicht unbekannt.

Der Kunstfertigkeit bei Herstellung von Thürschlössern setzt er noch grössere Kunstfertigkeit beim Oeffnen derselben entgegen, und manche Firma, welche in allen Ländern Patente auf ihre „von keinem Einbrecher zu öffnenden Schlösser“ angemeldet hat, würde sich die Reklamekosten sparen, wenn sie erführe, wie wenig Mühe der Einbrecher mit ihren Schlössern hat.

Die Sicherheitsketten durchschneidet er mit einer besonders hierzu konstruierten Zange, wenn er nicht vorzieht, sie mit einem Haken, den er durch ein in die Thür gebohrtes Loch steckt, aus der Hülse zu ziehen.

Die Thürfüllungen durchschneidet er mit einem langgestielten Schnitzer oder bohrt sie mit einem Centrumsbohrer aus. Er kennt die ätzende Eigenschaft der Salzsäure ebensogut wie er weiss, dass er durch ein Sauerstoffgebläse eine Stichflamme von so hoher Temperatur erzeugen kann, dass dadurch sogar die Platte eines Geldschrankes erweicht wird. Mit derselben Leichtigkeit, mit welcher er die Platte eines Vorlegeschlosses absprengt, durchschneidet er die elektrische Leitung, die dem vorsichtigen Ladeninhaber sein Eindringen ankündigen sollte.

Angelegentlichst liest er die Tagesblätter, um sich zu überzeugen, ob bereits vor ihm und seinen Tricks gewarnt wird, und um sich über Monarchenzusammenkünfte, Paraden, Einholungen, Ausstellungen u. s. w. auf dem Laufenden zu erhalten.

Je nach Bedarf wechselt er Wohnung, Kleidung, Haar, Bart, ja sogar die Nase; er sucht sich nach Kräften in seinem Fache zu vervollkommnen und begangene Fehler zu verbessern.

Ein gewerbsmässiger Hoteldieb, welcher nachts die Zimmer der

Hotelgäste bestahl und in seiner Frechheit so weit ging, Uhr und Börse direkt vom Nachttischchen und aus den Hosentaschen der Schlafenden zu stehlen, wurde dadurch verraten, dass sich trotz der in dem Zimmer herrschenden Dunkelheit seine Silhouette von der Wand abhob. Nur mit genauer Not erging er der Ergreifung.

Nicht lange darauf passierten in einer ganzen Reihe von Hotels gleiche, mit derselben Unverschämtheit ausgeführte Diebstähle. Durch Zufall wurde endlich der Dieb entdeckt, und nun stellte es sich heraus, dass er dadurch so lange unentdeckt sein nächtliches Gewerbe hatte ausüben können, dass er ein enganliegendes schwarzes Trikot trug, das sich von der dunklen Wand nicht abheben konnte.

Ein gewerbsmässiger Zechpreller und Hochstapler, welcher befürchten musste, durch die Presse den betreffenden Kreisen signalisiert zu sein, verschaffte sich eine Offiziersuniform und quartierte sich in einem Hotel ein, in welchem Offiziere zu logieren pflegten. Es wurde ihm nicht schwer, die Bekanntschaft eines solchen zu machen. Die Folge davon war, dass er von dem Hotelbesitzer, welcher beide Personen für intime Bekannte hielt, unbeschränkten Kredit erhielt und nicht alleine diesen, sondern auch den Portier mit erheblichen Summen ansetzte.

In einer bestimmten Stadtgegend wurden nachts Betrunkene von einer jungen Dame, deren Bekanntschaft sie unterwegs machten, um Uhr, Portemonnaie und sonstige Wertsachen bestohlen. Es gelang schliesslich ihre Festnahme, und nun stellte es sich heraus, dass die angebliche junge Dame ein vielfach bestrafter Mann war, den die Weiberkleidung monatelang vor Entdeckung geschützt hatte.

Zahllos sind die Tricks des gewerbsmässigen Betrügers und des Hochstaplers. Unter hochtönenden Namen und im Besitze tadelloser Allüren weiss er sich mit kaum glaublicher Frechheit Kredit zu verschaffen; er dupiert Pfarrer, Professoren, Offiziere, Juden und Christen, Hoch und Niedrig.

Ein solcher Betrüger erliess eine Annonce, in welcher er als angeblicher Rentmeister des Grafen S. einen gebildeten Herrn suchte, der auf einem der gräflichen Güter eine gut dotierte Vertrauensstellung einnehmen sollte. Fast drei Dutzend Personen meldeten sich bei ihm, und keine von ihnen wurde geschont. Eine jede brandschatzte er, indem er bei seinen Besuchen sie anborgte, da er „zufällig“ sein Portemonnaie vergessen hatte. Erst dadurch, dass

Graf S. von den Exspektanten, die auf den mit dem angeblichen Rentmeister abgeschlossenen Kontrakt pochten, überlaufen wurde, wurde die Sache ruchbar.

Ein Freiherr von X., welcher in einem der ersten Hotels wohnte, bestellte sich die teuersten Pelze, Schmucksachen, darunter einen goldenen Chronometer, den er mit seinem Wappen versehen liess und verschwand mit den Sachen, die ihm in dem Glauben, er sei ein Sprosse der als sehr reich bekannten Adelsfamilie, anstandslos auf Kredit zugesandt worden waren. Er wurde als ein seinen Eltern entlaufener Kaufmannslehrling, der schon mehrfach mit dem Strafgesetzbuch in Konflikt geraten war, ermittelt.

Ein Provinziale besieht sich die Grossstadt; plötzlich stürzt ein einfach, aber anständig gekleideter Mann auf ihn zu, der ihn nach der Adresse eines Pfandleihers fragt; er erzählt nebenbei, dass er in Not geraten sei und ein teures Erbstück, einen Ring, versetzen müsse. Während dieser Erzählung gesellt sich „zufällig" ein dritter hinzu, der sich für einen Goldarbeiter und Juwelier ausgiebt, den Ring prüft, dann den Provinzialen beiseite nimmt und ihm zuredet, die günstige Gelegenheit nicht vorübergehen zu lassen und dem armen Teufel den ungemein wertvollen Ring, der ihm sicherlich für ein Butterbrot überlassen werden würde, zu kaufen.

Die Sache ist so natürlich gemacht, dass der brave Mann nicht den leisesten Verdacht schöpft, und schliesslich hat er denn auch den Ring, der 50 Pfennig wert ist, für seine ganze Barschaft an sich gebracht.

Allwöchentlich eingehende Anzeigen beweisen, wie schwunghaft dieser Betrug betrieben wird.

Ein junger Mann, ohne Zweifel ein Südländer, steigt in einem von einem wohlthätigen Verein unterhaltenen Gasthofe ab. Er ist bleich und abgezehrt und sieht ungemein interessant aus. Bald hat der Verwalter von ihm erfahren, dass er ein entsprungener Mönch sei, der verfolgt werde. Erst interessierten sich die Verwaltungsbeamten für ihn, bald aber werden weitere, namentlich kirchliche Kreise für ihn gewonnen; man kleidet ihn neu ein, giebt ihm monatelang freie Verpflegung und auch Bargeld und ist nahe daran, ihm die nötigen Mittel zur Gründung einer bürgerlichen Existenz zu geben, als er spurlos verschwunden ist. Der Boden war ihm zu heiss geworden, weil sich der Konsul des Landes, dem er angehören wollte, mit seinem Vorleben beschäftigte.

Kurz vor seinem Verschwinden erzählte er noch in höchster Aufregung einem seiner Gönner, er habe eine Depesche erhalten, nach welcher sein geistlicher Vorgesetzter eintreffen werde, um ihn wieder einzufangen. Doch stellte sich heraus, dass er diese Depesche von einem Vororte aus selbst an sich aufgegeben hatte. Auch eine andere Stadt hatte er in gleicher Weise gebrandschatzt.

Das Gewerbe der Heiratsschwindler steht namentlich in der Grossstadt in hoher Blüte. Das Geschäft ist einträglich und in vielen Fällen sogar ungefährlich, da die Geschädigten aus Scham vielfach keine Anzeige erstatten.

Eine wohlhabende Dame lernte in einer Konditorei einen Herrn kennen, der in der Stadt fremd zu sein schien, wie aus seinen Fragen hervorging. Nach kaum acht Tagen war sie mit ihm, der sich für einen Fabrikbesitzer aus Altona ausgab, verlobt, und vier Wochen später hatte ihr Bräutigam ihr halbes Vermögen in Höhe von 17 000 Mark „zur Vergrösserung seiner Altonaer Fabrik" erhalten. Der Betrüger, dessen Identität nie festgestellt wurde, hatte sich in ein Hotel in Altona einquartiert und von dort aus die schönsten Schilderungen von dem flotten Gange seiner Fabrik geschrieben, der nur noch 17 000 Mark fehlten, um alle Konkurrenten schlagen zu können.

Natürlich sandte die Braut die Summe ungesäumt ein, nach deren Empfang der Betrüger sofort nach England flüchtete.

Ein bankrotter Kaufmann erliess eine Heiratsannonce, in welcher er eine vermögende Dame zur Lebensgefährtin suchte. Angeblich war er Inhaber eines Annoncenbüreaus. Von den sich meldenden Reflektantinnen suchte er die wohlhabendste heraus, verlobte sich mit ihr und nahm ihr im Laufe weniger Wochen ihr gesamtes Vermögen ab, angeblich zur Vergrösserung des Geschäfts.

Jetzt entzweite er sich mit ihr, verlobte sich mit einer zweiten Dame, deren Ersparnisse auch bald in seinen Händen waren, liess sie dann auch unter einem nichtigen Vorwande im Stiche und hatte sich gerade mit einer dritten Dame verlobt, als seine langjährige Geliebte, welche er seinen Verlobten gegenüber als seine Schwester ausgegeben hatte, aus Eifersucht Anzeige gegen ihn erstattete.

Trotz aller Warnungen in der Presse gedeiht immer noch der Spanische Schatzschwindel. Ein Konsortium von internationalen Betrügern, welche teils in Madrid, teils in Barcelona ihren Wohnsitz haben, senden nach aller Herren Länder geheimnisvolle Schreiben, in welchen ein Bankier, ein gefangener Kriegszahlmeister, ein zum

Tode verurteilter Offizier dem Adressaten mitteilt, dass er in der Nähe des Wohnortes des letzteren einen Schatz vergraben habe, den er mit Hilfe des Adressaten, der ein Drittel der ungeheuren Summe als Lohn bekommen solle, heben wolle. Zunächst müsste aber die Tochter des Bittstellers, welche sich im Auslande befände, zum Vater geschafft werden. Hierzu bedürfe es einiger hundert Mark, die Adressat einsenden möge. Um die mysteriöse Sache glaublich zu machen, wird ein Zeitungsausschnitt beigefügt, der thatsächlich die Flucht eines Bankiers, der Millionen unterschlagen habe, die Gefangennahme oder Verurteilung eines Kriegszahlmeisters oder Offiziers schildert.

Tausende müssen auf diesen Schwindel hereingefallen sein, denn, wie der unlängst verstorbene deutsche Generalkonsul Lindau, dessen unermüdlicher Energie die Aufdeckung des Schwindels zu danken ist, mitteilte, sind für die Betrüger in einem Jahre über 80 000 Francs eingegangen. Ganze Berge von Adressbüchern aller Länder wurden bei der Haussuchung gefunden, ebenso die Zeitungsausschnitte, die lediglich zum Zwecke des Betruges angefertigt worden waren.

Ebensoviel Schliche und Kniffe, wie der Verbrecher zur Ausführung der That anwendet, benutzt er bei seiner Ergreifung, um sich der strengen Bestrafung, die ihn, den meist rückfälligen Verbrecher, erwartet, zu entziehen.

Das Beilegen eines falschen Namens ist das Gewöhnlichste, dann folgt die Beibehaltung des richtigen Namens unter Angabe eines falschen Nationale.

Nur von weniger geriebenen Verbrechern wird ein vollständig fingierter Name gewählt werden. Der gewiegte weiss, dass eine Anfrage bei der Behörde des angeblichen Heimatsortes die Lüge aufdecken und ihm mindestens eine unverhältnismässig lange Untersuchungshaft einbringen wird. Er hat auf alle Fälle eine Deckung bereit, den Namen und das Nationale, womöglich die Papiere einer thatsächlich existierenden Person. Sehr oft wird bei den bestimmten und mit der Auskunft des Polizeireviers oder der Heimatsbehörde übereinstimmenden Angaben des Ergriffenen von den Strafbehörden gar kein Argwohn geschöpft, und der Verbrecher kommt dann mit einer leichten Gefängnisstrafe davon, während er, wären sein wirklicher Name und demnach seine Vorstrafen bekannt gewesen, womöglich mit langjähriger Zuchthausstrafe belegt worden wäre.

Ich erinnere mich eines Falles, in welchem ein gewerbsmässiger

Bodendieb nicht weniger wie drei verschiedene Personalakten in der Registratur der Kriminalpolizei hatte. Er hatte sich bei seinen Ergreifungen nach einander drei verschiedene Namen beigelegt und sich auf jeden zweimal bestrafen lassen. So war er stets um die Zuchthausstrafe herumgekommen. Erst bei seiner siebenten Vorführung vor den Richter wurde seine Identität festgestellt.

Es könnte auffallen, dass die Entlarvung des Verbrechers erst so spät erfolgte. Wer aber das Getriebe der Millionenstadt, die Menge des täglich eingelieferten und zur Aburteilung kommenden Gesindels kennt, ferner an den Wechsel der Beamten denkt, den der Dienst und die Diensteinteilung mit sich bringt, wird nichts Ausserordentliches dabei finden.

Ausserdem hatte jener Mensch das Glück, stets anderen Polizeibeamten in die Hände zu fallen und anderen Richtern vorgeführt zu werden.

Die täglich bei der Berliner Polizei eingehenden Nachfragen von Behörden nach der Identität festgenommener Verbrecher und die häufige Feststellung thatsächlich falscher Namensbeilegung beweisen, wieviele unter falscher Flagge segeln.

Das Bestreben, die Persönlichkeit des Verbrechers nach Möglichkeit zu ermitteln und ihre strengere Bestrafung herbeizuführen, datiert nicht erst aus neuerer Zeit. Schon die Römer brannten entflohenen und wiederergriffenen Sklaven ein F (fugitivus) auf den Körper, ebenso versahen sie auch die zu Zwangsarbeit in den Bergwerken Verurteilten mit einem Brandzeichen. In Frankreich wurden noch bis zum Jahre 1832 die Galeerensträflinge mit dem Feuermale T. F. (travaux forcés) gezeichnet.

Diese Brandmarkung sollte eben das Wiedererkennen und damit die strengere Bestrafung sichern.

Die barbarischen Gebräuche sind abgeschafft worden. Solange das gewerbsmässige Verbrechertum sich auf einige der Polizei bekannte Einbrecher, auf Zigeuner sowie reisende Gauner beschränkte, drängte die Behörden nichts, energische Massregeln zu seiner Unterdrückung zu ergreifen. Im schlimmsten Falle wurde ein Steckbrief, wie er in seiner Fassung auch heute noch üblich ist, erlassen und der Vorsehung anheimgestellt, ob der Verbrecher daraufhin irgendwo ergriffen werden würde.

Erst als mit dem wachsenden Wohlstande die Stadte sich unheimlich vergrösserten, als die bequemen Verkehrsmittel täglich Tausende ab- und zufluten liessen, als die Genussucht, der Drang nach leichtem Erwerbe immer mehr um sich griff, begann auch das gewerbsmässige Verbrechertum sich zu rühren und sich unbequem fühlbar zu machen. Zunächst war es der Bauernfänger, der als neue Erscheinung im gewerbsmässigen Verbrechertume auftauchte und zur wahren Landplage wurde. Mit mehreren Genossen, von denen einem jeden eine bestimmte Aufgabe zufiel, verband er sich, um die arglosen Fremden durch sein Riemchenstechen oder seine Kartenkunststücke auszurauben. Sehr schwer war die Ermittelung der Gauner in der Millionenstadt nach der blossen Beschreibung, noch schwerer ihre Ueberführung, weil der Ausgeraubte meist schon längst der Grosstadt den Rücken gekehrt hatte und häufig erst nach Monaten ermittelt wurde, also zu einer Zeit, wo eine bestimmte Recognition nur noch selten möglich war.

Man war gezwungen, auf Hilfsmittel zu sinnen, die eine schnellere Ermittelung und Gegenüberstellung der Bauernfänger ermöglichte, und man fand sie in der Photographie. Photographieen der Bauernfänger bildeten den Anfang der Berliner Sammlung, die sich durch Anreihung der Abbildungen der übrigen Verbrecherkategorieen zu dem Verbrecheralbum anwuchs, das zur Zeit ca. 21 000 Photographieen umfasst.

II. Die Photographie.

Die Einführung der Photographie in die Straf-Rechtspflege bedeutet eine neue Epoche in der Fahndungstheorie.

Kann es Vollkommeneres geben, als dem Geschädigten, dem Zeugen das Bild des Thäters, des Beobachteten vorzulegen? Kann dem Gedächtnisse besser zu Hilfe gekommen werden, als durch Inaugenscheinnahme und Betrachtung der Photographie? Kann es Vollendeteres bei Erlass eines Steckbriefes geben, als die gleichzeitige Reproduktion der Photographie des Verbrechers neben seiner genauen Beschreibung? Kann die verfolgende Behörde unter diesen Umständen nicht mit Recht auf die Ergreifung der Verfolgten rechnen, wenn sein Bild nicht allein den auswärtigen Behörden, sondern durch die Tagespresse auch den weitesten Kreisen bekannt gegeben wird?

Thatsächlich sind seit Einführung des Verbrecheralbums, wie es jetzt jede grössere Polizeiverwaltung besitzt, Tausende von Verbrechern durch die Photographie entlarvt worden.

Es sei mir gestattet, hier einige besonders merkwürdige Fälle aufzuführen. Vor einigen Jahren machte ein Berliner Grossindustrieller in einem Bade die Bekanntschaft eines angeblichen Barons B., welcher ihn, wie sich später herausstellte, einer Gesellschaft Falschspieler zuführte. Die interessante Persönlichkeit des Barons, die Noblesse seines ganzen Auftretens, seine unleugbare Verbindung mit den höchsten Kreisen nahmen den Berliner Herrn derartig für seinen neuen Bekannten ein, dass er selbst nach einem Spielverluste von 30000 Mark eher an ein ausserordentliches Pech seinerseits, als an die Unehrenhaftigkeit jenes Barons glaubte. Erst nachdem auch dieser, unmittelbar nach dem Verschwinden jener Gesellschaft, das Bad verlassen hatte, ohne sich von seinem gerupften Freunde zu verabschieden, ging diesem ein Licht auf.

Die Einsicht des Berliner Verbrecheralbums war ohne Erfolg; er vermochte aus den ihm vorgelegten Photographieen den Baron

B. nicht herauszufinden. Sein Glaube, trotzdem er durch die Kriminalbeamten noch bestärkt wurde, der Baron sei weiter nichts, wie der Schlepper einer gewerbsmässigen Falschspielerbande gewesen, schwankte wieder.

Hätte dieser Hochstapler, der schon in den Sechzigern sein musste, nicht schon längst der Kriminalpolizei signalisiert sein müssen? Sollte er in seiner langen Verbrecherlaufbahn nicht ein einziges Mal abgefasst und photographiert worden sein? Jahre vergingen; da langte beim Berliner Polizeipräsidium eine Anfrage aus einem Badeorte Südfrankreichs an, einen Baron E. betreffend, der dort beim Falschspiel abgefasst worden war, Deutscher sein wollte und sich bezüglich seiner Identität auf mehrere in der Mark Brandenburg wohnende Personen berief.

Seine Angaben erwiesen sich durchweg als falsch; keiner der angeführten Zeugen vermochte nach der mitgesandten Photographie eine Person seiner Bekanntschaft zu erkennen.

Diese Anfrage geriet nun zufällig in die Hände jenes Beamten, der seiner Zeit die Sache gegen den Baron B., den Freund des Berliner Fabrikbesitzers, bearbeitet hatte. Mit kurzen Worten: der in Frankreich festgenommene Baron E. wurde sofort von dem Betrogenen mit aller Bestimmtheit als der Baron B. wiedererkannt. Wer war aber nun diese Persönlichkeit? Ohne Zweifel hiess der Betrüger weder Baron B. noch E.; es versteckte sich unter dessen Maske sicherlich ein Mensch, der noch manches auf dem Kerbholz hatte. Die Photographie stellte einen Mann in den Sechzigern dar, wie ihn der Fabrikbesitzer geschildert hatte; er hatte ganz charakteristische Gesichtszüge, namentlich ein besonders gezeichnetes Ohr. Mit der Lupe wurden nun die sämtlichen Photographieen der Betrüger, Fälscher, Hochstapler, kurz der Kategorieen, die in Frage kommen konnten, untersucht, und thatsächlich gelang es, aus den älteren Jahrgängen den Falschspieler herauszufinden. Er war ein früherer Geschäftsreisender Richard N., der vor etwa zwanzig Jahren Weib und Kind im Stich gelassen hatte und seit dieser Zeit als Industrieritter in der ganzen Welt umhergezogen war. Es lagen noch mehrere unerledigte Haftbefehle gegen ihn vor, doch waren die meisten Sachen verjährt. Interessant war die Art und Weise, wie er zum Verbrecher geworden war.

Als commis voyageur hatte er die Verpflichtung in sich gefühlt, seine Kundschaft mit allerhand Kunststückchen zu belustigen, und so hatte er das Gebiet der Kartenkunststücke kultiviert. Allmählich hatte er eine solche Meisterschaft darin erlangt, dass er der Versuchung, sie nutzbringend zu verwerten, nicht widerstehen konnte. Wie er auch später stets Badeorte zum Felde seiner Thätigkeit sich auszuwählen pflegte, so war sein erstes Debut auch ein Badeort.

Leider hatte er das Unglück, hierbei abgefasst zu werden, und von diesem missglückten Auftreten her datierte die Photographie, welche das Berliner Verbrecheralbum zierte.

Die Ermordung der „Gipsschulzen" in der Königgrätzer Strasse durch den Schuhmacher Gönczi ist noch in aller Erinnerung. Gönczi war nach der That flüchtig geworden, und die sorgfältigsten Nachforschungen, die umfassendsten Massnahmen förderten keine Spur von dem Entflohenen zu tage.

Die Kriminalpolizei hatte wohl die Photographie Gönczis in den gelesendsten Tagesblättern veröffentlicht, doch ebenfalls ohne Erfolg. Gönczi hatte sich ohne Frage in einen anderen Erdteil geflüchtet und sich in einen Winkel versteckt, wohin vielleicht niemals eine Zeitung gelangte und nur selten eine Kunde von der Aussenwelt drang.

Da wurde beschlossen, über die ganze Erde hin an alle deutschen Gesandtschaften, Generalkonsulate und Konsulate, welch letztere es ja jetzt sogar noch hart an der Grenze der Civilisation giebt, Plakate mit den Abbildungen Gönczis und seiner Frau zu senden, damit die Gesuchten, sei es durch die Presse, sei es auf anderem Wege, in den weitesten Kreisen der Bevölkerung bekannt würden.

Der höchste Norden Norwegens, der tiefste Süden Indiens, die fernste Stadt Asiens, Afrikas und Australiens, jede Insel, auf welcher ein deutsches Konsulat die Interessen Deutschlands vertrat, wurde mit Plakaten bedacht. Da diese gleich in der Landessprache verfasst waren, hatten namentlich die für die Türkei bestimmten ganz besondere Schwierigkeiten gemacht.

Schon die einfache Uebertragung ins Türkische kostete über 100 Mark; nachdem der einzige Drucker in Berlin ausfindig gemacht worden war, welcher türkische Typen besass, stellte sich heraus, dass die Korrektur ebenfalls 100 Mark kosten sollte, weil der Drucker kein Türkisch verstand und lauter Unsinn zusammengesetzt hatte. Unter diesen Umständen blieb nichts anderes übrig, als von der geschriebenen türkischen Uebersetzung eine Photographie herzustellen und von der Platte die nötigen Abzüge zu nehmen.

Wie bekannt, wurde Gönczi durch diese Massregel in Rio de

Janeiro wirklich ermittelt, nach Berlin transportiert und zum Tode verurteilt.

Graf W., ein hoher Beamter, kehrte in Begleitung seiner Gemahlin von Petersburg nach Berlin zurück. Die Schlafzimmer der Villa, die er hier bewohnte, lagen nach dem Garten hinaus; da es ein heisser Sommertag gewesen war, hatte das Ehepaar die Fenster des Vorderzimmers offen stehen lassen. Am nächsten Morgen war die Handtasche der Gräfin, welche während der Nacht am Kopfende ihres Bettes gestanden hatte, und welche sehr wertvolle Schmuckstücke, darunter ein Perlencollier im Werte von 20 000 M. enthielt, verschwunden.

Die Aufregung über diesen überaus frechen Diebstahl war gross. Zunächst musste man an einen ungetreuen Diener denken, welcher den wertvollen Inhalt der Tasche gekannt und sich die grosse Ermüdung des gräflichen Paares zu nutze gemacht hatte. Es wurden aber auch im lockeren Erdreich des Gartens Fussspuren gefunden, die den Verdacht rechtfertigten, dass ein gewerbsmässiger Dieb nachts den Garten betreten habe und durch das offenstehende Fenster in die Villa eingedrungen sei.

Doch alle Nachforschungen, selbst die Benachrichtigung aller grösseren Städte des In- und Auslandes hatten keinen Erfolg, es kam weder ein Stück der gestohlenen Schmucksachen zum Vorschein, noch gelang es, die geringste Spur des Thäters zu ermitteln.

Nach ungefähr sechs Monaten wurde in H. ein Mensch, namens Neumann, festgenommen und der dortigen Kriminalpolizei zugeführt, weil er in verdächtiger Weise einem Juwelier äusserst wertvolle Perlen zum Kaufe angeboten hatte. Da er sich über den Erwerb derselben nicht ausweisen, ihm auch seinem ganzen Aeusseren nach der rechtmässige Besitz derselben nicht zugetraut werden konnte, führte ihn der Kriminal-Kommissar, der seine erste Vernehmung vorgenommen hatte, dem Richter vor.

Dieser musste ihn aber am nächsten Tage schon wieder entlassen, weil eine bestimmte Strafthat dem Verhafteten nicht nachgewiesen werden konnte, und dieser bei seiner Behauptung, er habe die Perlen in Antwerpen gekauft, verharrte.

Durch die Berliner Kriminalpolizei, die den Fall gehört hatte, wurde die Polizei in H. auf den vor Monaten beim Grafen W. ausgeführten Juwelendiebstahl aufmerksam gemacht; die Perlen wurden dem Grafen vorgelegt und mit aller Bestimmtheit von diesem als von dem Collier seiner Gemahlin stammend recognosciert.

Leider zu spät, denn der Dieb war schon seit mehreren Tagen in H. in Freiheit gesetzt worden. Was nützte es, wenn nun festgestellt wurde, dass Neumann ein Gelegenheitsdieb war, der in Berlin schon einige Male wegen Diebstahls vorbestraft war. Neumann war und blieb verschwunden, und auch der seitens der Staatsanwaltschaft hinter ihn erlassene Steckbrief hatte keinen Erfolg.

Wieder verging ein halbes Iahr. Jener Kriminal-Kommissar, welcher den Dieb seiner Zeit vernommen hatte, war von H. nach Berlin versetzt worden. Er machte sich mit den ihm neuen Einrichtungen bekannt und betrachtete sich auch eines Tages angelegentlich den im Hauptkorridor des Präsidialgebäudes angebrachten Schrank, welcher die Photographieen derjenigen Verbrecher enthält, von denen die Polizei annimmt, dass sie unter falscher Flagge segeln, und deren Identität nicht hat festgestellt werden können.

Durch die Aufschrift: „Wer kennt diese Personen?“ wird das Publikum auf den Schrank und die Photographieen aufmerksam gemacht.

Der Kriminal-Kommissar musterte flüchtig die Bilder; plötzlich stutzte er. Den Mann, welchen die zu unterst steckende Photographie darstellte, musste er kennen. Die Nachfrage im Erkennungsdienste ergab, dass der Photographierte sich in einem Strafgefängnis Sachsens zur Verbüssung einer geringfügigen Strafe befand, aber im dringenden Verdacht stand, sich einen falschen Namen beigelegt zu haben. Für den Kommissar unterlag es keinem Zweifel, dass der Inhaftierte kein anderer sei, als der vor einem halben Jahre in H. von ihm vernommene Einbrecher Neumann. Er hatte sich, wie sich herausstellte, nicht geirrt. Neumann räumte schliesslich seine Identität in dem Hauptverhandlungstermin, in welchem er zu acht Jahr Zuchthaus verurteilt wurde, selbst ein.

Das Berliner Verbrecheralbum nimmt, wie hierbei erwähnt sei, ein Zimmer vollständig ein. Es ist in zwei grossen Schränken untergebracht. In dem einen befinden sich die einzelnen Bände des Albums, das nach Verbrecherklassen eingeteilt ist.

Aus dem ursprünglich einzigen Bande sind 37 Bände, 21 000 Photographieen enthaltend, geworden, und zwar umfasst Band 1: Mörder, Räuber, Abtreiberinnen. Band 2, 2 a, 2 b, 2 c: Einbrecher in Wohnungen. Band 3: Einbrecher in Böden, Keller, Neubauten, Buden, Ställen und Hallen. Band 4, 4 a: Schlafstellen- und Hoteldiebe. Band 4 b: Schlafstellendiebinnen. Band 5 und 5 a: Taschendiebe. Band 5 b: Taschendiebinnen. Band 6: Ladendiebe. Band 6 a:

Ladendiebinnen. Band 7: Flederer. Band 8 und 8 a: Prostituierte. Band 9: Bauernfänger und Spieler. Band 10: Hochstapler, Fälscher und Falschmünzer. Band 11, 11 a und 11 b: Betrüger. Band 12 und 12 a: Louis. Band 13: Sittlichkeitsverbrecher. Band 14, 14 a, 14 b, 14 c, 14 d: Verschiedenes. Band 15: Internationale Verbrecher. Band 16: Collidiebe. Band 17: Paletotdiebe. Band 18: Fahrraddiebe. Band 19 und 19 a: Von ausserhalb zugesandte Photographieen. Band 20: Landstreicher.

Damit nicht das Publikum beim Durchsehen des Albums die Namen der Photographierten erfährt und vielleicht unbescholtenen Personen, die denselben Namen führen, Unannehmlichkeiten macht, trägt jede Photographie statt der Namen des Verbrechers nur eine Nummer. Diese korrespondiert mit einer gleichen Nummer des Indexes, aus welchem erst der Namen hervorgeht.

In einem zweiten Schranke befinden sich dieselben Photographieen nach dem Alphabet der Verbrecher geordnet und auf das sogenannte Registerblatt gezogen, aus welchem das ganze Vorleben, Vorstrafen, Komplicen u. s. w. hervorgehen.

Sechs Beamte haben täglich vollauf zu thun, um die neu hinzugekommenen Photographieen einzukleben, die Registerblätter nach den eingehenden Erkenntnissen — durchschnittlich 90—100 täglich — zu vervollständigen, dem Publikum Auskunft zu erteilen und die Photographieen der Gestorbenen auszumerzen, kurz, den ganzen Apparat in Ordnung zu halten.

III. Alfons Bertillon.

Trotz der unleugbaren Erfolge, welche mit Hilfe der Photographie erzielt worden sind und noch erzielt werden, hat dies Hilfsmittel doch seine Schattenseiten. Schon die Menge der allmählich angesammelten Photographieen wird häufig zum grössten Hindernis.

Das Pariser Verbrecheralbum enthält über 100 000, das Berliner über 21 000 Photographieen. Selbst der gewandteste Beamte verzagt und wird schliesslich irre beim Vergleichen der täglich eingehenden Bilder, wenn er gezwungen ist, das ganze Album durchzusehen. Im günstigsten Falle ist es doch nur ein Wahrscheinlichkeitserfolg, der erst durch das Geständnis des Verhafteten oder durch andere Ueberführungsmittel zu einem thatsächlichen wird. Wie oft kommt es vor, dass sich Zeugen bei der Recognoscierung nach der Photographie irren, weil Aehnlichkeiten sie täuschen.

Eine Person, deren Photographie sich im Verbrecheralbum befand, und die nach derselben mit aller Bestimmtheit als Anstifter eines in K. ausgeführten Einbruchs recognosciert wurde, musste nach K. transportiert werden, wo sich bei der persönlichen Gegenüberstellung der Irrtum des Recognoscenten herausstellte. Was für Unannehmlichkeiten, ja vielleicht unwiederbringliche Nachteile erwachsen dem Betroffenen, wieviel Kosten der Staatskasse durch einen solchen Irrtum, der doch wieder menschlich entschuldbar ist.

Wie viele Personen werden auf Grund eines unter Wiedergabe des Bildes des Gesuchten erlassenen Steckbriefes irrtümlich angehalten!

Vor mehreren Jahren wurde wegen Raubmordes, begangen in Spandau, der Kommis Wetzel steckbrieflich verfolgt. Ein junger Kaufmann ist wegen seiner fatalen Aehnlichkeit mit dem Gesuchten mindestens zehnmal von den Polizeibeamten in zehn verschiedenen Orten angehalten worden, und jedes Mal bedurfte es vieler Schreiberei, um den Unschuldigen aus seiner fatalen Lage zu befreien.

Wie oft kommt es aber auch vor, dass ein Verbrecher, weil er sich im Laufe der Jahre in seinem Aussehen verändert oder sich durch Abnehmen des Bartes, des Haares absichtlich verunstaltet hat, nicht wiedererkannt wird, obwohl sich Gericht und Polizei schon mehrfach mit ihm beschäftigt haben, und seine Photographie sich womöglich schon im Verbrecheralbum befindet.

Ein Hoteldieb, welcher in Berlin wegen einer grossen Anzahl von Diebstählen ergriffen worden war, musste sich nach den bei ihm gefundenen Notizen einige Wochen zuvor in H. aufgehalten haben. Da sogar ein bestimmtes Hotel in seinem Notizbuche verzeichnet war, wo er höchst wahrscheinlich logiert hatte, wurde unter gleichzeitiger Uebersendung der Photographie in H. angefragt, ob dem Ergriffenen dort etwa auch Diebstähle zur Last gelegt werden könnten.

Umgehend kam die Antwort zurück, dass zwar im genannten Hotel vor mehreren Wochen ein bedeutender Diebstahl vorgekommen sei, dass aber der in Berlin Ergriffene hierbei nicht in Frage komme, weil kein Mensch vom Hotelpersonal ihn nach der Photographie wiedererkenne.

Trotzdem war er der Thäter, wie er später selbst eingestand, nachdem die von ihm in H. gestohlenen Gegenstände hier in Berlin vorgefunden worden waren.

Und was war der Grund, dass er nicht wiedererkannt wurde?

Aus Versehen war er so, wie er ergriffen war, ohne Kragen und Kravatte, unfrisiert, mit in die Stirn hängendem Haar photographiert worden, so dass er, obwohl nur Wochen dazwischen lagen, vom Hotelpersonal, das ihn nur als höchst eleganten Gentleman im Gedächtnis hatte, nicht wiedererkannt werden konnte.

Beim Einbruche wurde ein Mensch ergriffen, der sich weigerte, seinen Namen zu nennen. Die Kriminalbeamten, denen er vorgestellt wurde, glaubten in ihm einen bereits photographierten Verbrecher zu erkennen. Trotzdem mehrere Merkmale stimmten, bestritt der Ergriffene seine Identität. Nach den Personalakten des Photographierten musste dieser noch eine in Berlin lebende Mutter haben. Sie wurde herbeigeholt und recognoscierte den Einbrecher sofort als ihren Sohn. Achselzuckend wandte dieser sich von ihr mit der Erklärung ab, dass die Frau ihm ganz fremd sei, und er sie nie gesehen habe. Zweifellos um ihren Sohn vor harter Strafe zu bewahren, erklärte die Frau auch schliesslich, dass sie sich geirrt und eine Aehnlichkeit sie getäuscht habe.

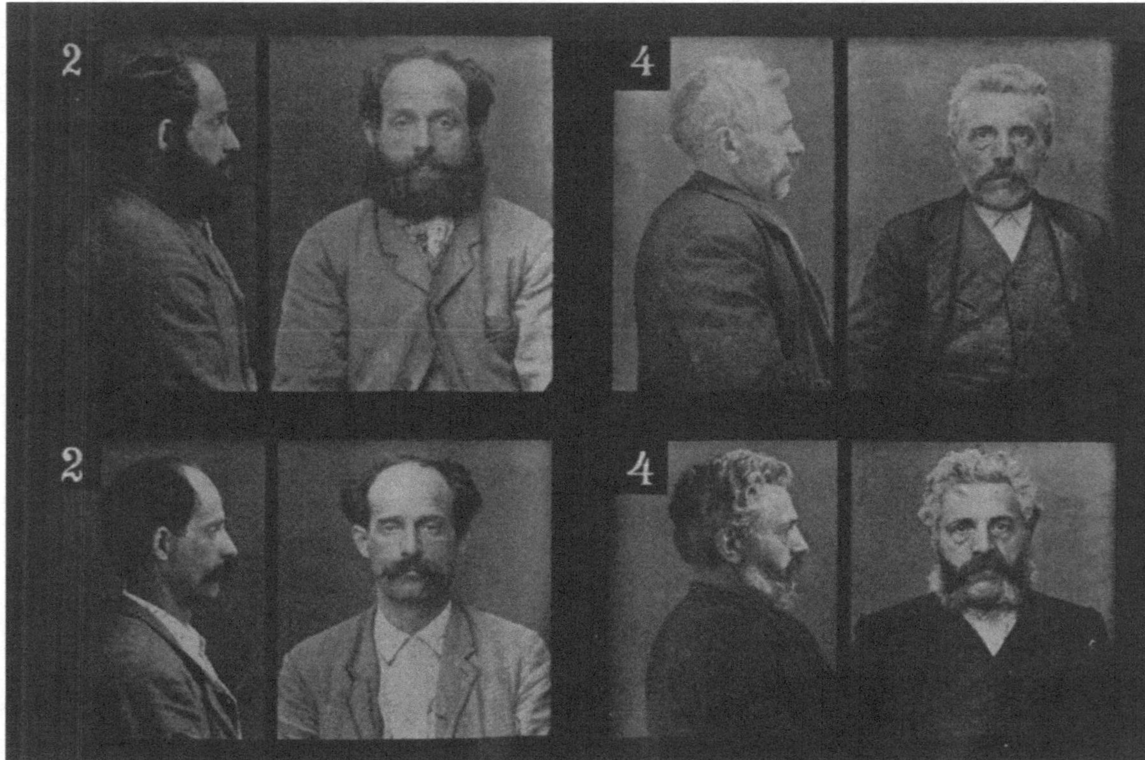

Mit und ohne Bart.

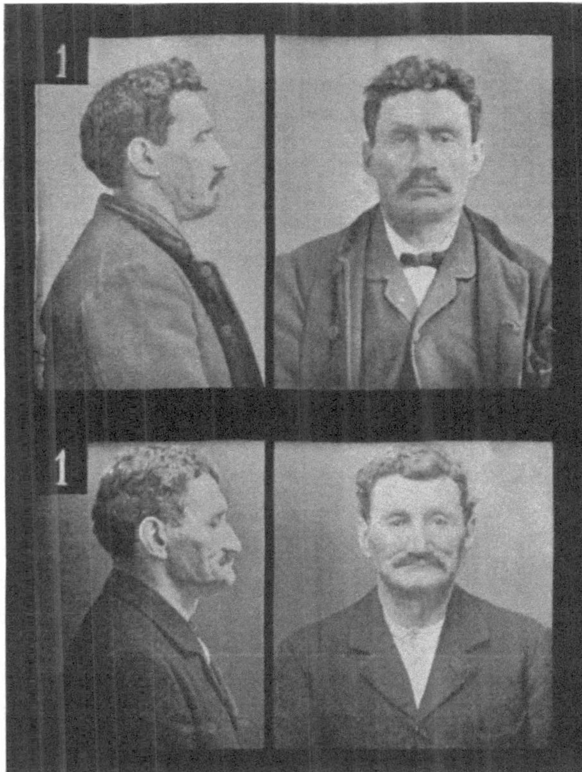

Mit Zähnen und ohne Zähne.

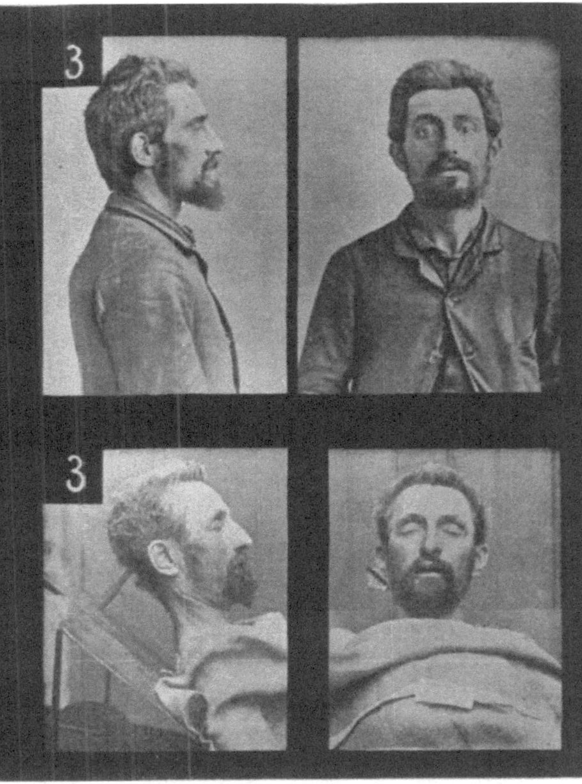

Lebend und als Leiche.

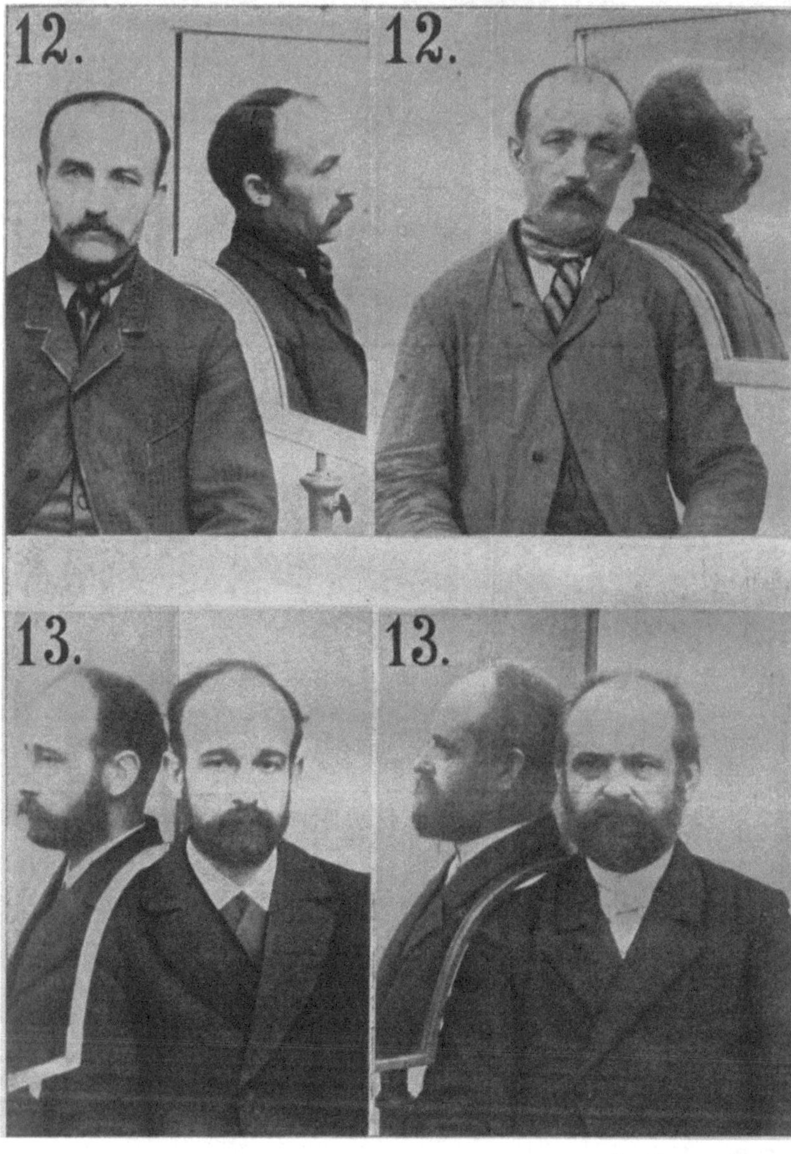

Aehnlichkeit bei verschiedenen Individuen.

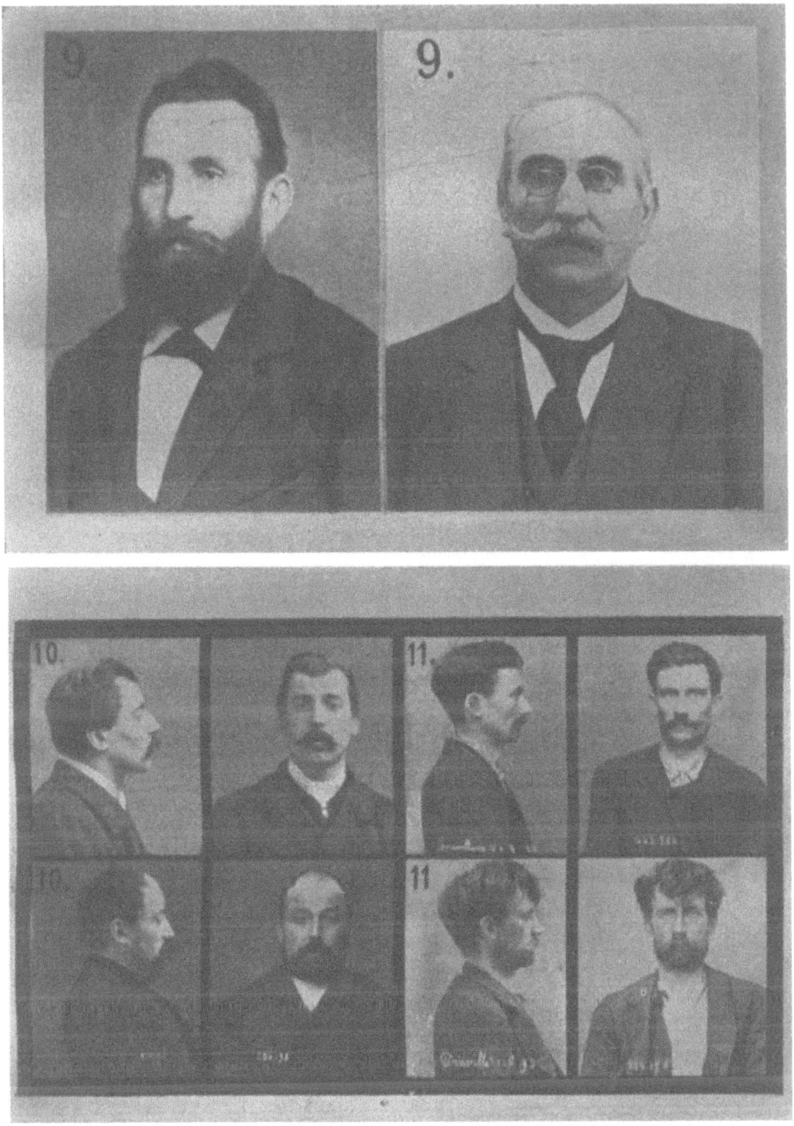

Unähnlichkeit bei einem und demselben Individuum.

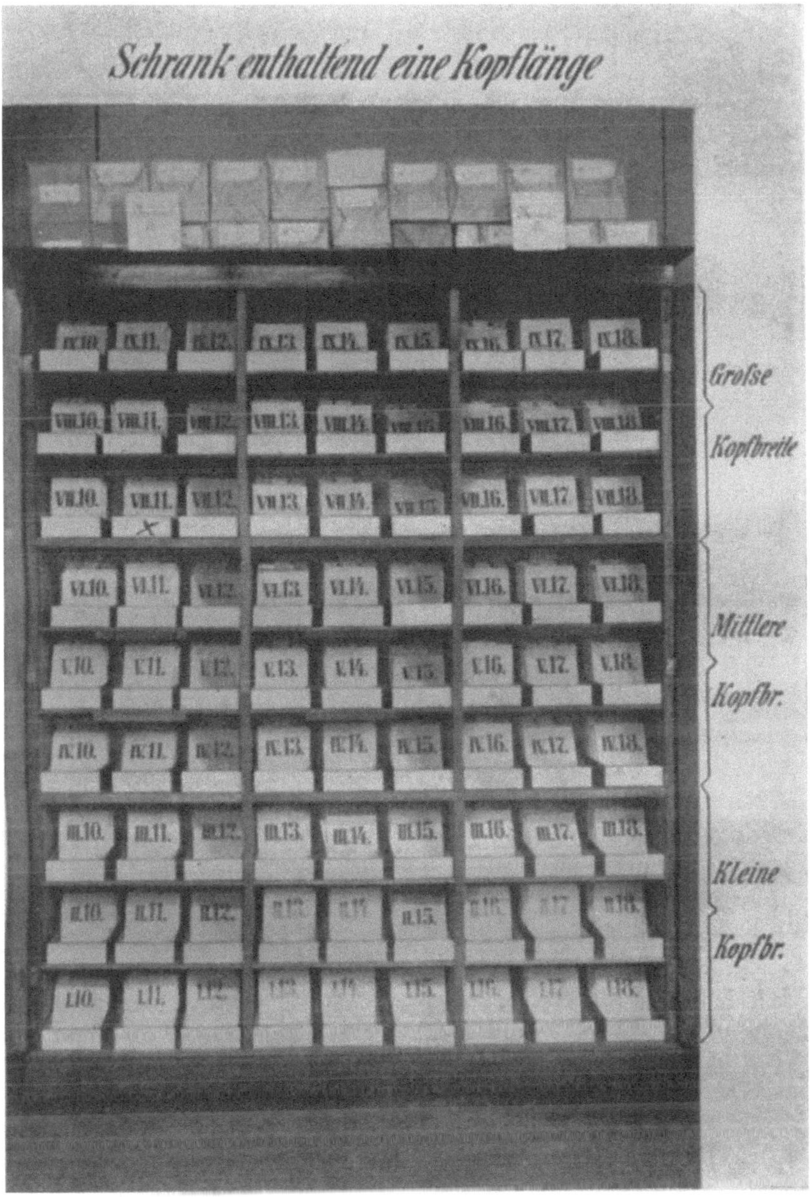
Schrank enthaltend eine Kopflänge
Grofse
Kopfbreite
Mittlere
Kopfbr.
Kleine
Kopfbr.

Es war lange Zeit unmöglich, die Identität trotz der vorhandenen Photographie einwandsfrei festzustellen, bis es gelang, seine Geliebte zu ermitteln und durch diese die Persönlichkeit des Verbrechers, der thatsächlich der Photographierte war, festzustellen.

Zur Kriminalpolizei wurde ein schon älterer Mann eingeliefert, der ebenfalls bei einem Einbruche abgefasst wurde. Die Art der Ausführung, die Qualität der von ihm benutzten Werkzeuge liessen in ihm sofort den gewerbsmässigen Einbrecher erkennen. Er legte sich irgend einen Sammelnamen bei. Natürlich konnten keine Personalakten gefunden werden, und es war ausser Zweifel, dass der Ergriffene, höchst wahrscheinlich ein vielfach vorbestrafter Verbrecher, unter falscher Flagge segelte. Monatelang sass er in Untersuchungshaft, weil alle seine Angaben über seine Person sich als falsch erwiesen. Er wurde photographiert, und sein Bild an sämtliche Zuchthäuser und Gefängnisse sowie die grösseren Polizeibehörden gesandt; alles vergeblich. Niemand kannte ihn. Und doch musste er ein alter Verbrecher sein, da er in den Korridoren des Polizeigebäudes und des Untersuchungsgefängnisses wie zu Hause war, ja, er leugnete nicht einmal, schon hier gewesen zu sein. Trotzdem ist es nicht gelungen, seine Identität festzustellen und so kam er, da Vorstrafen nicht bekannt waren, mit einer relativ leichten Strafe davon.

Ich lasse hier eine ganze Serie von Photographieen zum Beweise der bei ein und demselben Individuum vorhandenen Unähnlichkeit und der bei verschiedenen Personen auftretenden Aehnlichkeit folgen.

Die Unzulänglichkeit der Photographie wird hierdurch am überzeugendsten ins Auge springen.

Es mag paradox klingen, in einem Atem von den guten Erfolgen der Photographie und von deren Unzulänglichkeit zu sprechen; und doch ist beides durchaus richtig. Die Photographie ist bei der Fahndung nicht zu entbehren, es bedarf aber eines Hilfsmittels um Fehlgriffe und Irrtümer bei ihrer Anwendung auszuschliessen; und dies Hilfsmittel gefunden zu haben, ist das ausschliessliche Verdienst des Herrn Alfons Bertillon, des jetzigen chef du service de l'identité judiciaire zu Paris.

Alfons Bertillon, ursprünglich Unterbeamter bei der Pariser Kriminalpolizei, ist Sohn eines Arztes. Der Vater nahm zu wissenschaftlichen Zwecken Messungen an verschiedenen Körperteilen seiner Patienten vor. Diese Resultate gaben dem jungen Bertillon, der damals dem service des garnis angehörte, die Idee, die Messungen im sicherheitspolizeilichen Interesse zu verwerten.

Im Jahre 1882 wurden ihm vom Chef der Sicherheitspolizei provisorisch zwei Agenten zugeteilt, um seine Idee zu verwirklichen, das von ihm dargelegte Messungssystem einzurichten, auf- und auszubauen und den Wert desselben in der Praxis zu erproben.

Bertillon hat mit bewunderungswürdiger Energie sein Werk durchgeführt, unbekümmert um die Verspottungen, denen er und seine Methode in den Kreisen seiner Kollegen, im Publikum und in der Presse ausgesetzt gewesen ist. Heute steht sein Werk erprobt und in ganz Frankreich und der ganzen civilisierten Welt anerkannt und über alle Angriffe erhaben da.

Es steht fest, dass bei einem erwachsenen Menschen sich bestimmte Körperteile niemals ändern.

Es ist ferner bekannt, dass es nicht möglich ist, in der ganzen Pflanzenwelt zwei ganz gleiche Blätter zu finden, da sich die Natur nie wiederholt. Ebenso giebt es nicht zwei Menschen, die sich in Gestalt und Körperteilen so gleichen, dass man sie mit einander verwechseln könnte; bei genauer Vergleichung wird man eine ganze Anzahl von Unterscheidungsmerkmalen finden.

Auf diesen Thatsachen beruht das von Bertillon erdachte System der Körpermessung. Bertillon misst 11 verschiedene Körperteile: Körpergrösse, Armspannweite, Sitzhöhe, Länge des Kopfes, Breite des Kopfes, Länge des rechten Ohres, Breite des rechten Ohres, Länge des linken Fusses, des linken Mittelfingers, des linken Kleinfingers, des linken Vorderarmes, ausserdem bestimmt er das Auge in verschiedene Klassen.

Es sind somit 12 Unterscheidungmerkmale vorhanden. Auf der Hand liegt, dass diese nur dann einen Wert haben, wenn sie stets in derselben Weise und mit äusserster Genauigkeit festgestellt werden, dass ein Personal vorhanden ist, das einheitlich ausgebildet und von grösster Zuverlässigkeit ist.

Diese Merkmale, sowie die genaue Beschreibung des Körpers: der Farbe von Bart und Haar, Aussehen der Gesichtshaut, Stirne, Nase, Ohr, Beschaffenheit der Haare, der Augenbrauen, Aufzählung der Furchen und Falten im Gesichte, Aufzählung der besonderen Kennzeichen, der Narben, Leberflecke und Tätowierungen und schliesslich Abdrücke von verschiedenen Fingern, werden auf

Karten eingetragen, welche einer aus einzelnen Kästen bestehenden Registratur einverleibt werden.

Um diese Registratur so übersichtlich zu machen, dass jede Karte schnell gefunden werden kann, werden bestimmte Registriermasse angenommen, und zwar 1. Kopflänge, 2. Kopfbreite, 3. Mittelfingerlänge, 4. Fusslänge, 5. Unterarmlänge, 6. Kleinfingerlänge, 7. Jochbeinbreite, 8. die Augenklassen. Alle übrigen Masse werden nur zu der allgemeinen Körperbeschreibung gerechnet.*)

Jedes der vorstehend aufgeführten 7 Körpermasse ist in drei Grössen eingeteilt. Ausgehend von dem ersten grundlegenden Körpermass, giebt es also drei Kopflängen: eine kleine (a—18,4 mm), eine mittlere (18,5—19 mm) und eine grosse (19,1—Z), von denen eine jede wieder in drei verschiedene Kopfbreiten eingeteilt wird.

Jede Kopfbreite dieser Unterabteilung zerfällt wieder nach den Mittelfingerlängen in drei Gruppen u. s. w. u. s. w.

Für die Einregistrierung der Messkarten erhalten wir demnach folgende Werte:**)

3 Kopflängen zu je 3 Kopfbreiten =
9 Kopfbreiten zu je 3 Mittelfingerlängen =
27 Mittelfingerl. „ „ 3 Fusslängen =
81 Fusslängen „ „ 3 Unterarmlängen =
243 Unterarml. „ „ 3 Kleinfingerlängen =
729 Kleinfingerl. „ „ 3 Jochbeinbreiten =
2187 Jochbeinbr. „ „ 6 Augenklassen =
13122 Augenklassen.

Die Messkarten sind somit in 13122 Abteilungen verteilt; es können sich somit in jeder dieser letzten Stufe nur verhältnismässig wenige Messkarten befinden, die sich aber durch die Photographieen und die in den Karten eingetragenen weiteren Masse, wie Körperlänge, Armspannweite u. s. w., sowie die nähere Beschreibung des Körpers hinreichend unterscheiden.

Die jahrzehntelange Praxis hat ergeben, dass diese Masse zur Unterscheidung und Einregistrierung der Karten durchaus ausreichend sind.

*) Es sind hier die Berliner Registriermasse angegeben, die sich von dem Pariser in sofern unterscheiden, als statt der von Bertillon als Registriermass angenommenen Körperlänge die Jochbeinbreite genommen ist.

**) Berliner Verhältnisse.

Ich lasse nachstehend die Abbildung eines Schrankes folgen, der eine der drei Kopfgrössen mit allen ihren Unterabteilungen darstellt, und will an der Hand einer fingierten Messkarte darthun, auf welche Weise die Identität einer gemessenen Person festgestellt oder eine neue Messkarte einrangiert wird.

Da die Messkarte die mittlere Kopflänge von 18,7 mm angiebt, wird angenommen, dass der Schrank diese Kopflänge darstellt.

Als Kopfbreite giebt die Messkarte: 16,2, also die grosse Kopfbreite an. Diese wird durch die oberen drei Regale des Schrankes dargestellt. Die 6 unteren Regale, die mittlere und die kleine Kopfbreite enthaltend, kommen also nicht mehr in Betracht.

Die nächste Unterabteilung, die Mittelfingerlänge, ist mit 11,1 mm angegeben, sie bedeutet die kleine Länge. Von den drei Carées der Kopfbreite (siehe die stärkeren vertikal und horizontal laufenden Bretter) kommt, da hierbei von links nach rechts gerechnet wird, das erste Viereck, weil es eben die kleine Mittelfingerlänge enthält, in Frage.

Als Fusslänge ist 24,6 mm angegeben, welches Mass die kleine Länge bedeutet. Wir finden sie in dem unteren Regal des vorbezeichneten Vierecks; die oberen beiden bedeuten die mittlere und grosse Fusslänge.

Die Messkarte giebt ferner die Unterarmlänge mit 43,0 an; es ist die mittlere von den drei, die verschiedenen Längen enthaltenden Kästen, also der mittlere. In diesem muss die Karte des Gesuchten, wenn er schon einmal gemessen worden ist, sich befinden.

Wir ziehen, um bequemer suchen zu können, den Kasten heraus, finden an den angebrachten Flaggen, dass die als weiteres Unterscheidungsmerkmal auf der Karte mit 8,6 angegebene Kleinfingerlänge die grosse Länge bedeutet, dass in deren drei Unterabteilungen, den Jochbeinbreiten, die in der Messkarte mit 13,9 angegebene Breite die mittlere ist, und heben nun die sechs Augenklassen dieser Breite aus dem Kasten.

Unter diesen 3—5 Karten muss sich die gesuchte Messkarte finden oder unter diese muss die übersandte Karte, falls der Betreffende noch nicht gemessen war, einrangiert werden.

Da trotz der sorgfältigsten Ausbildung der Beamten und ihrer gewissenhaftesten Ausführung der Messung immer hin und wieder kleine sogenannte „erlaubte“ Differenzen vorkommen, werden beim Nachsuchen in der Registratur nach einer etwa schon vorhandenen Karte diese Differenzen mit berücksichtigt.

IV. Die Einführung der Körpermessung in Deutschland.

Die grossartigen Erfolge, welche Bertillon in Paris mit seinem System erzielte, konnten nicht verborgen bleiben. Die Zahl der Identifikationen hob sich von 49 im Jahre 1883 auf 680 im Jahre 1892; für die Vorzüglichkeit, ja man könnte fast sagen, Unfehlbarkeit sprach ferner der Umstand, dass von den durch die Körpermessung bis dahin zu stande gekommenen 5000 Identifikationen auch nicht eine einzige falsch war.

Wieviel Arbeit ist den Untersuchung führenden Beamten, wieviel Kosten dem Staate erspart worden. Die ganze civilisierte Welt fing an, sich für diese Aufsehen erregende Einrichtung zu interessieren.

Im Herbste 1895 wurde vom Berliner Polizei-Präsidium der damalige Kriminal-Inspektor von Hüllessem nach Paris entsandt, um sich an Ort und Stelle über das neue Messverfahren zu informieren und einen Instruktionskursus bei Alfons Bertillon durchzumachen.

Nach mehrmonatlichem Aufenthalte in Paris kehrte er zurück; auf seinen Bericht hin wurde für Berlin die Einführung der Körpermessung beschlossen und sofort die notwendigen Messwerkzeuge samt dem von Bertillon konstruierten photographischen Apparat vom Erfinder verschrieben. Da in Berlin für Anwendung der Messung bedeutend engere Grenzen gezogen wurden, wie in Paris, wo sämtliche aufgegriffene Personen gemessen wurden, so blieb die Anzahl der Messkarten und somit die der Erfolge nur gering.

In richtiger Erkenntnis, dass sich Erfolge im grösseren Massstabe durch den Messdienst nur dann erzielen liessen, wenn in den grossen und insbesondere denjenigen Städten Preussens, in denen sich ein gewerbsmässiges Verbrechertum ausgebildet hatte, ebenfalls Messungen an diesen vorgenommen würden, und eine Centrale für die Messkarten eingerichtet würde, erliess das Polizei-Präsidium mit Genehmigung des Herrn Ministers des Innern eine Einladung an eine Reihe von Polizei-Verwaltungen zum Besuche einer Konferenz, in welcher das Bertillon'sche Messverfahren und seine ungeheure Bedeutung zum Vortrag gebracht werden sollte.

Am 12. Dezember 1896 hatten sich auf jene Einladung hin die Vertreter folgender Polizei-Verwaltungen in Berlin zusammengefunden: Aachen, Altona, Barmen, Beuthen i. S., Brandenburg, Breslau, Bremen, Cassel, Charlottenburg, Coblenz, Danzig, Dortmund, Duisburg, Düsseldorf, Erfurt, Frankfurt a. M., Halle, Hanau, Hannover, Hildesheim, Kiel, Köln, Königsberg, Leobschütz, Magdeburg, Oberhausen, Posen, Potsdam, Remscheid, Ruhrort, Rummelsburg, Spandau, Stettin, Neu-Strelitz, Wiesbaden und Zossen.

Alle ohne Ausnahme erkannten die Wichtigkeit des Messdienstes bei der Bekämpfung des gewerbsmässigen Verbrechertums an und sandten in der Folge geeignete Beamte nach Berlin, damit sie hier im Messen und Photographieren ausgebildet würden.

Es sei hierbei gleichzeitig erwähnt, dass sich zum Messdienst nur jüngere Beamte mit guten Augen, schneller Auffassungsgabe und guter, nicht zu grosser Handschrift eignen.

Es ist nicht allein das geschickte Umgehen mit den äusserst präcis gearbeiteten Messinstrumenten, bei denen schon eine falsche Handhabung Differenzen von mehreren Millimetern hervorruft, sondern auch das schnelle Begreifen der Körperbeschreibung (bei der Beschreibung des Ohrs allein kommen zehn Teile in Betracht) und Wiedergabe derselben auf den Messkarten in ganz bestimmten Zeichen.

Die Ausbildungskurse, welche nach der Anzahl der bei der Centrale angemeldeten Beamten eingerichtet werden, nehmen einundzwanzig Tage in Anspruch und, soll der Beamte auch im Photographieren ausgebildet werden, weitere 28 Tage.

Das Polizei-Präsidium glaubte jedoch bei den bisherigen Erfolgen, die durch diese Hereinziehung der preussischen Behörden erzielt worden waren, nicht stehen bleiben zu sollen. Seine volle Wirkung konnte das Messverfahren nur äussern, wenn die sämtlichen deutschen Bundesstaaten sich dem System anschlossen und auch bei sich die Körpermessungen der Verbrecher einführten. Auf Anregung des Herrn Ministers des Innern beschickten denn auch die deutschen Bundesregierungen die am 14. und 15. Juni 1897 angesetzte Konferenz, wobei vertreten war:

Preussen durch: 1. Polizei - Präsident von Windheim;
2. Ober- und Geheimen Regierungsrat Friedheim;
3. Geheimen Regierungsrat Grafen Pückler;
4. Regierungsrat Steifensand;
5. Regierungsrat Siber;
6. Regierungs- und Medizinalrat Dr. Wehmer;
7. Strafanstalts - Direktor Zilligus;
8. Bezirks - Physikus Sanitätsrat Dr. Leppmann;
9. Kriminal-Inspektor von Hüllessem;
sämtlich aus Berlin

Bayern „ 10. Bezirksamtmann Bastian aus München;
11. Polizeihauptmann Huber aus Nürnberg;

Sachsen „ 12. Regierungsrat Köttig aus Dresden;
13. Polizeirat Dr. Weiss aus Leipzig;
14. Polizeidirektor Siebdrat aus Chemnitz;
15. Stadtrat Wilke aus Zwickau;
16. Stadtrat Dr. Ackermann aus Bautzen;

Württemberg „ 17. Stadtpolizeirat Wurster aus Stuttgart, Vorstand des Stadtpolizeiamts daselbst;
18. Polizei - Inspektor Enderle aus Stuttgart;

Elsass-Lothringen „ 19. Polizei - Kommissar Dresler aus Strassburg, Vorsteher der Kriminal-Abteilung das.;
20. Kantonal-Polizei-Kommissar Wittwer aus Thann;

Elsass-Lothringen durch: 21. Gefängnis-Direktor Wagner aus Metz;

Baden „ 22. Gefängnis-Direktor Lenhard aus Bruchsal;

23. Medizinalrat und Strafanstalts-Arzt Dr. Ribstein aus Bruchsal;

Hessen „ 24. Regierungsrat Fey aus Darmstadt, Vorstand des Grossherzgl. Polizeiamts daselbst;

Mecklenburg - Schwerin „ 25. Senator Zastrow a. Rostock;

Braunschweig „ 26. Regierung-Asssessor Buschmann aus Braunschweig, zweiter Hilfsbeamter der Herzogl. Polizeidirektion daselbst;

Lübeck „ 27. Verwalter des Werk- und Zuchthauses Sankt Annen Arnst;

Bremen „ 28. Assessor der Polizei - Direktion Dr. jur. Schroeder;

Hamburg „ 29. Rat Dr. Roscher, Vorstand der Politischen u. Kriminal-Polizei daselbst;

Ausserdem waren erschienen von ausländischen Regierungen:

Für Oesterreich-Ungarn: 30. K. K. Polizei-Ober-Kommissar Windt aus Wien;

31. K. K. Bezirksgerichts - Adjunkt Paul aus Littau;

32. Dr. von Lévay aus Budapest, Kgl. Vice-Sekretär im Ungarischen Justizministerium;

33. Stadthauptmann Béla Bérczy aus Budapest;

34. Polizeirat Farkas aus Budapest;

Für die Niederlande: 35. Ober - Polizei - Kommissar Voormolen aus Rotterdam;

Für Rumänien: 36. D. N. Minovici aus Bukarest, Chef des anthropometrischen Identifikationsdienstes an der Polizei - Präfektur daselbst;

37. St. Minovici aus Bukarest, Professor an der pharmaceutischen Hochschule daselbst.

Von den Reichsbehörden waren das Reichs-Justizamt durch den Geheimen Ober-Regierungsrat von Tischendorf vertreten.

Ich muss bei diesem Kongress länger verweilen, weil seine Beschlüsse grundlegend gewesen sind für den Ausbau und die jetzige Gestaltung des deutschen Messdienstes.

Den Arbeiten des Kongresses lag folgendes Programm zu Grunde:

I. Besichtigung der von dem Königlichen Polizei-Präsidium in Berlin getroffenen Einrichtungen, Einführung in die praktische Handhabung des Bertillon'schen Systems durch den Kriminal-Inspektor von Hüllessem.

II. Besprechung folgender Vorschläge:

1. Gleichmässige in der Form übereinstimmende Messung aller gewerbsmässigen Verbrecher, insbesondere Einbrecher, Taschen- und Ladendiebe, Hochstapler, Münzfälscher, Falschspieler, Hotelschwindler, Päderasten, Erpresser durch diejenige Polizei-Verwaltung, in deren Gewahrsam sie gelangt sind;
2. Allgemeine Einführung der in Paris und Berlin im Gebrauche befindlichen Messinstrumente, nötigenfalls durch Vermittelung einer Centralstelle und Prüfung durch diese;
3. Abhaltung eines Unterrichts-Kursus für die mit dem Messdienste zu beauftragenden Beamten bei dem Königlichen Polizei-Präsidium zu Berlin;
4. Einführung einheitlicher Messkarten und einheitlicher Bezeichnungen für die Eintragungen auf diesen nach Massgabe einer zu erlassenden allgemeinen Vorschrift, deren Entwurf vorzulegen sein wird;
5. Bestimmung eines Ortes als Sitz der zur Sammlung und Einordnung aller Messkarten bestimmten Centralstelle.

Die Besprechungen und Beratungen der Konferenz nahmen folgenden Verlauf:

Am 14. Juni, vormittags 10 Uhr wurden die vorgenannten Teilnehmer durch den Polizei-Präsidenten von Windheim namens des Preussischen Ministeriums des Innern begrüsst. Unter Hinweis auf das vorstehende Programm wurden von ihm sodann die Verhandlungen mit einem kurzen Rückblick auf die bereits voraufgegangenen Massnahmen zur Einführung des anthropometrischen Verfahrens in Deutschen Staaten eröffnet, und hierbei die Entsendung des Kriminal-Inspektors von Hüllessem nach Paris im Herbste 1895, die darauf erfolgte Einrichtung eines Erkennungsdienstes beim Berliner Polizei-Präsidium seit 1896 und die gleichartigen selbständigen Einrichtungen in Dresden und Hamburg hervorgehoben.

Es folgte nunmehr der eingehende, das von Bertillon erfundene und ausgestaltete anthropometrische System erläuternde Vortrag des Kriminal-Inspektors von Hüllessem, welcher, von der Unzulänglichkeit der bisher zur Identifikation der Verbrecher angewandten Mittel, insbesondere der Photographie ausgehend, die Vorzüge des neuen Systems und die auch jetzt schon durch dasselbe erzielten Erfolge in anschaulicher Weise schilderte. Durch die Anwendung dieses Systems unter Beibehaltung, aber unter besonderer Vervollkommnung der Photographie sei voraussichtlich ein absolut zuverlässiges Erkennungsmittel gefunden.

An die theoretischen Darlegungen schlossen sich praktische Erläuterung und Vorführung des von Bertillon selbst eingeführten Messverfahrens: Konstruktion und Handhabung der dazu erforderlichen eigentümlichen Messinstrumente; Bezeichnung und Beschreibung der Merkmale, Ausfüllung der Messkarten; Einrichtung der zur Aufbewahrung derselben dienenden Register; Handhabung dieser Einrichtungen zur Auffindung der Messkarten von schon früher gemessenen Personen.

Den Teilnehmern der Konferenz wurden von dem Vortragenden zur Erläuterung zahlreiche Photographien, ferner graphische Darstellungen, Muster von Messkarten und Registerblättern etc. vorgelegt, auch wurden vor ihren Augen verschiedene Personen gemessen und ihre Identität mit schon früher gemessenen, in den Registern bereits enthaltenen Personen festgestellt. Es zeigte sich hierbei, dass die bei der früheren Messung, zum Teil vor mehr als Jahresfrist, gefundenen Masse mit den jetzigen grösstenteils übereinstimmten, die Abweichungen aber innerhalb der zulässigen engen Grenzen blieben.

Bei der im Verlaufe der Konferenz sich entwickelnden Debatte über Einrichtung einer Centrale und Ausbildung der Beamten, namentlich ob es unerlässlich scheine, diese sämtlich in Berlin ausbilden zu lassen, oder ob es nicht vielmehr genüge, an den einzelnen Dienststellen die Beamten an der Hand des Bertillon'schen Lehrbuches auszubilden, gab Geheimer Regierungsrat Graf Pückler folgende Erklärung ab:

Für Preussen sei Berlin bereits Centrale. Je grösser aber eine solche sei, desto eher werde das Ziel, dass man nicht mehr Unbekannte zu verurteilen genötigt sei, erreicht werden. Es werde sich deshalb das Bedürfnis herausstellen, die Centrale zu erweitern.

Als Reichcentrale sei Berlin am geeignetsten, denn es besitze bereits die erforderlichen Einrichtungen, habe einen Stamm im Messdienst ausgebildeter und geschulter Beamten und sei als grösste Polizei-Verwaltung im Deutschen Reiche mit dem gewerbs- und gewohnheitsmässigen Verbrechertum mehr befasst als andere Polizeibehörden. Wenn das Polizei-Präsidium zu Berlin Centralstelle werde, so müsse es gewisse Forderungen stellen, da es die Gewähr für die Richtigkeit der von ihm erforderten und erteilten Auskünfte übernehmen, also die Gewissheit haben müsse, dass die zur Einordnung in die Registerkästen eingesendeten Messkarten richtig seien.

Die Messungen müssten mit ausserordentlicher Sorgfalt und Genauigkeit vorgenommen werden. Da schon ganz geringfügige Abweichungen die Folge haben könnten, dass die Karte eines gemessenen Verbrechers in dem Registerkasten nicht aufzufinden sei. Aus den Instruktionsbüchern sei das richtige Messen nicht zu erlernen, sondern nur durch längere praktische Uebung. Deshalb könne von der Forderung nicht abgesehen werden, dass die mit der Vornahme der Messung zu beauftragenden Beamten so lange, bis sie völlige Sicherheit erlangt haben, in Berlin ausgebildet werden. Bisher habe die Ausbildungszeit durchschnittlich 14 Tage gewährt. Trete ein Wechsel in der Person des Messbeamten ein, so müssten die Ersatzmänner ihre Ausbildung im Messdienste gleichfalls von der Centrale erhalten, denn wenn Beamte auch gelernt hätten zu messen, so seien sie deshalb noch nicht geeignet, andere auszubilden.

Die zweite Vorbedingung für die Richtigkeit der Messungen sei die Uebereinstimmung der Instrumente. Es müsse daher gefordert werden, dass diese von einem Fabrikanten bezogen und an der

Centrale geprüft würden, soweit sie nicht bereits aus den von Bertillon anerkannten Quellen in Paris und Bern bezogen wären. Zweckmässig würde es sein, auch die Messkarten durch Vermittelung der Centralstelle zu beziehen.

Polizeidirektor Siebdrat-Chemnitz bemerkte bezüglich Beschaffung der Instrumente, dass die Sächsischen Behörden dieselben auf Empfehlung von Sury aus der Schweiz bezogen hätten. Sodann gab er der Ueberzeugung Ausdruck, dass hinsichtlich der Wahl einer Centralstelle die Königlich Sächsische Regierung sich zweifellos für Berlin erklären werde. Speziell für Sachsen sei es auch von Bedeutung und wünschenswert, dass in Oesterreich das Bertillon'sche System in gleicher Weise wie in Deutschland zur Einführung gelange.

Redner lenkt sodann die Aufmerksamkeit der Versammlung auf die Frage, ob es nicht empfehlenswert sei, nicht nur eigentliche Verbrecher, sondern auch Bettler und Landstreicher zu messen. Die Verwendung gleichlautender Messkarten an allen Messdienststellen sei unerlässlich.

Regierungsrat Fey-Darmstadt erklärte die Einrichtung einer Centrale für das Reich für notwendig, während das Bestehen mehrerer Centralstellen in einzelnen Staaten die Recherchen erschweren würde. Es empfehle sich, dies in einer Resolution zum Ausdruck zu bringen. Die Ausbildung von Beamten an der Hand des Sury'schen Buches sei nicht zweckmässig.

Polizeirat Dr. Weiss-Leipzig schloss sich den Ausführungen des Herrn Regierungsrats Fey an. Ausser Berlin könne seiner Ansicht nach nur noch Dresden als Ort der Centrale in Frage kommen, doch sei die Errichtung der Reichscentrale in Berlin jedenfalls vorzuziehen und würde alsdann das Dresdener Material dorthin übergehen.

Von Seiten des Gefängnisdirektors Lenhard-Bruchsal wurde die Geneigtheit der Grossherzoglich Badischen Regierung, sich an der Einführung des Bertillon'schen Messverfahrens zu beteiligen, zum Ausdrucke gebracht und dabei noch die Frage aufgeworfen, wie etwa renitenten Personen gegenüber zu verfahren sei.

Polizei-Präsident von Windheim äusserte sich hierauf dahin, dass nach den von Bertillon und auch bisher in Berlin gemachten Erfahrungen ein Widerstand der zu messenden Verbrecher gegen die Messprozedur kaum zu befürchten sei und jedenfalls zu den Seltenheiten gehören würde.

Hierauf gab Bezirksamtmann Bastian-München die Erklärung ab, dass die Einrichtung der Centralstelle in Berlin auch den Königlich Bayrischen Behörden nur willkommen sein könne, zumal sie für diese eine erhebliche Kostenersparnis bedeute.

Auf eine Anfrage des Assessors Dr. Schweder-Bremen, ob und in welcher Form ein internationaler Austausch der Messkarten in Aussicht genommen sei, erwiderte Polizei-Präsident von Windheim, dass dieser Punkt erst nach endgiltiger Einführung des Bertillon'schen Verfahrens in den beteiligten Staaten erörtert werden könne; nach den Erfahrungen, die man bisher in Berlin in einzelnen Fällen bezüglich der Anfragen an ausländische Behörden gemacht habe, hoffe er, dass die Einrichtung eines geregelten internationalen Austausches nicht auf Schwierigkeiten stossen werde.

Regierungsrat Köttig-Dresden äusserte sich noch eingehend über den Verlauf, welchen die Einführung des Bertillon'schen Systems im Königreich Sachsen genommen hat, und über den Dienstbetrieb der in Dresden eingerichteten Centralstelle. Es bestände kein Zweifel, dass die massgebenden Behörden des Königreichs Sachsen mit der Abgabe des in Dresden bisher angesammelten Materials an die zu errichtende Reichs-Centralstelle einverstanden sein würden. Er empfehle die Annahme der bereits erwähnten Resolution und gebe den Teilnehmern der Konferenz anheim, in diesem Sinne die Genehmigung der einzelnen Regierungen zu den im Programm formulierten Punkten einzuholen.

Die von Stadtpolizeirat Wurster-Stuttgart noch einmal aufgeworfene Frage, ob im Falle der Errichtung der Centralstelle in Berlin das gesamte Messpersonal hier ausgebildet werden müsse, oder ob nicht die Ausbildung eines Beamten, der dann wieder die Unterweisung der übrigen übernehmen könne, genügen würde, wurde vom Kriminal-Inspektor von Hüllessem dahin beantwortet, dass dieser letztere Ausbildungsmodus nicht angängig erscheine. Da indessen unter Umständen auf die entstehenden Kosten Rücksicht genommen werden müsse, könnte es vielleicht in Frage kommen, gemeinschaftliche Lehrkurse unter Leitung eines von Berlin zu entsendenden Beamten einzurichten. Die Einheitlichkeit der Ausbildung müsse aber aufrecht erhalten werden, da sonst die Gefahr der Weiterverbreitung von Ungenauigkeiten vorhanden sei.

Es wurde schliesslich einstimmig folgende Resolution gefasst:

„Die Versammlung erkennt an, dass die zur Zeit den Polizeibehörden in den Staaten des Deutschen Reiches zur Verfügung stehenden Hilfsmittel (Photographie, Signalement) zur Fesstellung der Identität der Verbrecher unzureichend sind, und dass die Bertillon'sche Methode zur Feststellung der Identität durch Gliedmessung eine unerlässliche und geeignete Ergänzung jener Hilfsmittel bildet, durch welche das bisherige Verfahren der Signalements-Aufnahme auf eine neue und zweckentsprechende Grundlage gestellt wird.

Die Versammlung ist einstimmig der Ansicht, dass, wenn das Bertillon'sche Messverfahren von den einzelnen Bundesstaaten zur Grundlage der Feststellung der Identität der Verbrecher angenommen wird, die Einrichtung einer Centralstelle für das Deutsche Reich sich als eine Notwendigkeit ergiebt, und dass diese Centralstelle bei dem Königlichen Polizei-Präsidium zu Berlin zu errichten sein wird."

Seit dieser Konferenz sind jetzt vier Jahre verflossen. Alle Bundesstaaten haben die Notwendigkeit des Bertillon'schen Messverfahrens anerkannt und dasselbe bei sich eingeführt. Im Sinne der Resolution wurden die sämtlichen Messbeamten teils in Berlin, teils in Nürnberg (die bayrischen Beamten), teils in Bruchsal (die badischen und hessischen Beamten) von Berliner Beamten ausgebildet. Beim Polizei-Präsidium zu Berlin ist die Centrale für Deutschland eingerichtet, welcher die im Deutschen Reiche verteilten Messstationen die Messkarten einsenden.

Dank dem Entgegenkommen der Königlich Sächsischen Regierung wurde die für das Königreich Sachsen bereits geschaffene Centrale in Dresden aufgelöst und die gesammelten Messkarten der Reichcentrale zu Berlin überwiesen. Ausser der Berliner Messstation giebt es jetzt im Deutschen Reiche 59 Messstationen, nämlich

1.	Königliche Polizei-Direktion	Aachen
2.	Polizei-Amt	Altona
3.	Stadtmagistrat	Augsburg
4.	Polizei-Verwaltung	Barmen
5.	Polizei-Amt	Bautzen
6.	Polizei-Verwaltung	Brandenburg

7. Herzogliche Polizei-Direktion	Braunschweig
8. Polizei-Direktion	Bremen
9. Königliches Polizei-Präsidium	Breslau
10. Grossherzogliches Landesgefängnis	Bruchsal
11. Königliche Polizei-Direktion	Cassel
12. Königliche Polizei-Direktion	Charlottenburg
13. Polizei-Amt	Chemnitz
14. Königliche Polizei-Direktion	Coblenz
15. Herzogliche Straf-Anstalt	Coswig
16. Polizei-Verwaltung	Cottbus
17. Königliche Polizei-Direktion	Danzig
18. Königliche Polizei-Direktion	Dresden
19. Polizei-Verwaltung	Düsseldorf
20. Königliches Polizei-Präsidium	Frankfurt a. M.
21. Polizei-Amt	Freiberg i. S.
22. Polizei-Verwaltung	Gera
23. Grossherzogl. Inspektion d. Landarbeitshauses	Güstrow
24. Polizei-Verwaltung	Halle a. S.
25. Polizeibehörde	Hamburg
26. Polizei-Direktion	Hanau
27. Königliches Polizei-Präsidium	Hannover
28. Polizei-Direktion	Hildesheim
29. Direktion der Gefängnis-Anstalten	Ichterhausen
30. Königliche Polizei-Direktion	Kiel
31. Königliches Polizei-Präsidium	Köln
32. Königliches Polizei-Präsidium	Königsberg i. P.
33. Polizei-Verwaltung	Kreuznach
34. Polizei-Amt	Leipzig
35. Polizei-Amt	Lübeck
36. Königliches Polizei-Präsidium	Magdeeburg
37. Grossherzogliches Landeszuchthaus	Marienschloss
38. Kaiserliche Polizei-Direktion	Metz
39. Kaiserliche Polizei-Direktion	Mülhausen i. E.
40. Königliche Polizei-Direktion	München
41. Stadtmagistrat	Nürnberg
42. Grossherzogliches Strafgefängnis	Oldenburg
43. Polizei-Amt	Plauen i. V.
44. Königliche Polizei-Direktion	Posen
45. Königliche Polizei-Direktion	Potsdam
46. Stadtmagistrat	Regensburg

47. Königliche Polizei-Direktion	Rixdorf
48. Polizei-Amt	Rostock
49. Königliche Polizei-Direktion	Schöneberg
50. Polizei-Amt	Schwerin
51. Polizei-Verwaltung	Spandau
52. Königliches Polizei-Präsidium	Stettin
53. Kaiserliche Polizei-Direktion	Strassburg i. E.
54. Stadt-Polizei-Amt	Stuttgart
55. Königliches Straf-Gefängnis	Tegel b. Berlin.
56. Direktion des Zuchthauses	Untermassfeld
57. Königliche Polizei-Direktion	Wiesbaden
58. Herzogliche Landesstrafanstalt	Wolffenbüttel
59. Polizei-Amt	Zwickau.

Ausserdem steht die Centrale des Anthropometrischen Erkennungsdienstes im direkten Verkehr und Kartenaustausch mit den Centralen des Auslandes, und zwar mit Algier, Bern, Brüssel, Bukarest, Chicago, Genf, Kopenhagen, London, New-York, Paris, St. Petersburg, Rom, Rotterdam, Wien und Zürich.

Der Kartenbestand hob sich durch Einrichtung der Messstationen folgendermassen:

1896:	215 Jugendliche,	1328 Erwachsene,	Summa	1543
1897:	683 „	4035 „	„	4718
1898:	1499 „	7974 „	„	9473
1899:	2343 „	12610 „	„	14953
1900:	3441 „	17470 „	„	20911
b. 1./6. 1901:	3989 „	20807 „	„	24796

An Identifikationen wurden gezählt:

1896:	3
1897:	27
1898:	98
1899:	159
1900:	214
bis 1./6. 1901:	116
Summa:	617

unter welchen sich 40 Identifikationen befinden, die durch Korrespondenz mit dem Auslande zu Stande gebracht worden sind.

Die Bedenken, welche schon auf dem Kongresse bezüglich der

Ausbildung der Messbeamten durch andere einmal ausgebildete, nicht der Berliner Centrale angehörigen Beamte, geltend gemacht wurden, haben sich im Laufe der Jahre als durchweg gerechtfertigt erwiesen.

Es hat sich herausgestellt, dass nur die Ausbildung eines jeden Messbeamten durch Beamte der Centrale, welche jahraus, jahrein sich nur mit der Messung der Verbrecher beschäftigen, und deshalb stets in der Uebung bleiben, die fehlerlose Ausübung dieses exakten Dienstes gewährleistet.

Ferner hat sich, wie schon Polizei-Präsident von Windheim in der Konferenz hervorhob, bestätigt, dass ein Widerstand seitens der zu messenden Verbrecher gegen die Messprozedur nicht geleistet wird. Seit Einrichtung des Messdienstes ist nicht ein einziger Fall vorgekommen, was um so auffallender ist, als Widersetzlichkeiten beim Photographieren hin und wieder, wenn auch selten, vorkommen, obwohl letztere Prozedur kaum den zehnten Teil der Zeit in Anspruch nimmt wie erstere.

Nebenbei bemerkt ist in Bezug auf die Zuständigkeit der Polizei-Verwaltungen zur Vornahme von Körpermessungen und Ansehung des dabei geleisteten Widerstandes als Widerstand gegen die Staatsgewalt nach § 113 R.-St.-G.-B. eine Entscheidung des Reichsgerichts ergangen (Bd. 32, S. 199). In derselben heisst es:

Die Zuständigkeit der Polizeidirektion zu den qu. Massregeln ergiebt sich aus der gesetzlich anerkannten Obliegenheit der Polizei, die nötigen Anstalten zur Erhaltung der öffentlichen Sicherheit zu treffen (§ 10 Allgem. Landr. II. 17), welche, soweit die Verletzung oder Bedrohung der öffentlichen Sicherheit durch solche Handlungen in Frage kommt, die Aufgabe der Unterstützung der Strafrechtspflege in sich schliesst. In dies Gebiet ihrer Wirksamkeit fällt unzweifelhaft die Aufnahme von sogenannten Signalements bezüglich solcher Personen, welche wegen Verdachts der Verübung einer strafbaren Handlung festgenommen und bei der Polizei-Behörde eingeliefert sind. Eine solche Beschreibung der körperlichen Erscheinung und der in ihr sich darbietenden Unterscheidungsmerkmale kann für die Zwecke der Strafverfolgung auch dann, wenn die betreffende Persönlichkeit der Behörde nicht unbekannt ist, in verschiedenen Richtungen von Bedeutung sein (z. B. bei Erlass von Steckbriefen). Die Art und Weise, in welcher eine solche Aufnahme zu bewirken, fällt wesentlich in den Bereich des pflichtmässigen Ermessens derjenigen Behörden oder Beamten, welche mit Leitung und Beaufsichtigung der betreffenden Gefangenen-Anstalten betraut sind. Die einschlagenden Anordnungen haben ihr Mass und ihre Grenze einerseits aus dem Zwecke der fraglichen Feststellungen, andererseits aus dem Gesichtspunkte zu entnehmen, dass Massnahmen, welche in sich den Charakter körperlicher Misshandlungen tragen oder geeignet sind, die Gesundheit der Betroffenen zu schädigen, jedenfalls ausgeschlossen erscheinen müssen. Hiervon ausgegangen liegt kein Grund vor, weshalb die Messung bestimmter Glieder und Körperteile in Verbindung mit der Photographierung der festgenommenen Personen, wie beides zusammen die Grundlage des sogenannten anthropometrischen Signalements nach dem System Bertillon bildet, nicht als Hilfsmittel bei der Herstellung von Personalbeschreibung Festgenommener zur Erleichterung einer späteren Identifizierung benutzt werden dürften."

Es ist bereits erwähnt, dass Bertillon in Paris fast alle eingelieferten Personen ohne Unterschied des Delikts misst und dadurch eine ungeheure Menge von Messkarten (es mögen jetzt weit über 200 000 sein) seiner Registratur einverleiben konnte. So grosse Vorteile auch eine solche Menge von Messkarten haben mag, namentlich in Frankreich, wo ein weniger strenges Meldewesen die Feststellung der Identität bedeutend mehr erschwert wie in Deutschland, so hat man doch hier geglaubt, dass „weniger" „mehr" sei, und dass nur die Karten derjenigen Personen für die Messregistratur von Wert seien, die die Sicherheitsbehörden bereits in Anspruch genommen haben oder voraussichtlich in Anspruch nehmen werden.

Nach den beim deutschen Erkennungsdienste festgelegten Grundsätzen werden gemessen:

a) Männer:

1. wenn sie dem gewerbsmässigen Verbrechertum angehören;
2. wenn ihr Vorleben, die Art und Ausführung der von ihnen begangenen Strafthat, der sie überführt oder dringend verdächtig erscheinen, darauf schliessen lassen, dass sie dem gewerbsmässigen Verbrechertum anheim fallen werden;
3. wenn sie infolge einer Bestrafung ausgewiesen werden;
4. wenn Grund zu der Annahme vorhanden ist, dass sie einen falschen Namen führen und die Feststellung ihrer Person für die vorliegende Untersuchung von Erheblichkeit erscheint;

5. wenn sie wegen Vergehen gegen das Eigentum festgenommen sind und zu vermuten ist, dass sie auch in Zukunft das Interesse der Sicherheitsbehörden in Anspruch nehmen werden;
6. wenn sie als Landstreicher bekannt, der gewerbsmässigen Bettelei überführt oder dringend verdächtig und wegen Diebstahls vorbestraft oder bereits in Untersuchung gewesen sind;
7. wenn besondere Gründe vorliegen, welche die Anlegung einer Messkarte über das betreffende Individuum erwünscht scheinen lassen.

b) Frauen:

wenn die zu 1—5 aufgeführten Gründe auf sie zutreffen.

Im Laufe dieses Jahres werden auf Anordnung des Herrn Ministers die Insassen der preussischen Zuchthäuser, soweit sie noch nicht gemessen sind, gemessen, und erhält dadurch die Messregistratur neues, sehr wertvolles Material. Gleich der Pariser Einrichtung ist auch in Berlin eine besondere Kartenregistratur für Jugendliche (Alter 18—21 Jahr), die erfahrungsgemäss einen nicht unerheblichen Prozentsatz zum gewerbsmässigen Verbrechertum stellen, eingerichtet.

Nach ihrem 21. Lebensjahre, also erst nach vollendetem Wachstum, werden diese Personen, wenn sie den Behörden wieder in die Hände fallen, neu gemessen, und dann erst ihre Messkarten der grossen Registratur einverleibt.

Wie bei der Zusammenstellung des Kartenmaterials vorhin erwähnt, beträgt die Zahl der bei „Jugendlichen" aufgenommenen Messungen bis zum 1. Juni 1901 3989.

Folgende Beispiele, die aus den Hunderten von Identifikationen herausgegriffen worden, mögen die Bedeutung und die nicht mehr anzuzweifelnde Sicherheit des Messsystems illustrieren.

In einer grösseren Stadt Süddeutschlands wurde ein Betrüger angehalten, der von einer ganzen Reihe von Behörden gesucht wurde. Fast in jeder Stadt hatte er sich einen andern Namen und eine andere Nationalität beigelegt: Rossé aus La Valetta auf Malta, Duchesne aus Limoger, Dobroslav Dragunich aus Podgoritza in Montenegro, Manuel Vasquez Martinez aus Guatemala. Francesco Cantalamessa aus Pistoya, Joao Dechamps aus Pyrachicaba in Brasilien, Joao Fereira da Cumba aus Bucellas in Portugal, Pedro Zanetti aus Zucuman in Argentinien u. s. w. Bald gab er als Beruf den eines Messerschmiedes, bald den eines Heizers an; er sprach spanisch, deutsch, französisch, englisch, italienisch, portugiesisch, ein wenig türkisch und ein wenig griechisch. Er stellte sich bei den betreffenden Konsulaten als Staatsangehöriger ihres Landes vor und erschwindelte sich auf diese Weise Reiseunterstützungen. Alle Bekanntmachungen und Veröffentlichungen waren erfolglos; keine Behörde vermochte Auskunft über den frechen Betrüger zu geben. Endlich wurde er dem Landesgefängnis zu B. überwiesen und, da dasselbe über im Messdienst ausgebildete Beamte verfügte, der Körpermessung unterworfen.

Die Messkarte wanderte nun an die Centrale nach Berlin, wo sich jedoch eine gleiche Karte nicht vorfand. Da es sich aber im vorliegenden Falle ohne Zweifel um einen internationalen Gauner handelte, der durch die halbe Welt gezogen war, wurden Abschriften der Messkarte an die Messbehörden des Auslandes gesandt, und wirklich teilte das Messbüreau zu Paris mit, dass der Betrüger dort gemessen und als der Messerschmied Louis Rod, 12. 7. 71 Nemetié geboren, identifiziert worden sei.

In diese Identifizierung war um so weniger Zweifel zu setzen, als sich jener Mensch an einer Stelle selbst Louis Rod genannt hatte.

In M. wurde ein Mensch abgefasst, als er bei einem Juwelier einen wertvollen Brillanten verschwinden lassen wollte. Er legte sich einen deutschen Namen bei, obgleich seine Aussprache auf einen Polen oder Russen deutete. Er wurde gemessen, und die Messkarte der Centrale zur Prüfung der Identität übersandt. Auch er war in Deutschland noch nicht bekannt, wohl aber besass Petersburg bereits seine Messkarte, und wurde an der Hand derselben festgestellt, dass er sich einen falschen Namen beigelegt hatte, in Russland wegen Ladendiebstahls schon mehrfach vorbestraft und ein äusserst gefährlicher Verbrecher war.

In W. wurde eine Person festgenommen, die sich von S. nannte und ein reicher deutscher Gutsbesitzer sein wollte. Er hatte längere Zeit in einem Hotel logiert und eine ganz bedeutende Zeche gemacht, die ihm im Vertrauen auf seinen angeblichen Reichtum kreditiert worden war. Endlich wurde dem Hotelbesitzer doch bange um sein Geld, und er verlangte Bezahlung. Jetzt stellte sich heraus, dass der angebliche Baron völlig mittellos war.

Durch die der Berliner Centrale eingesandte Messkarte wurde sofort festgestellt, dass der Betrüger ein ostpreussischer Kommis war, der wegen gleicher Betrügereien bereits vorbestraft war.

Auf dem Wege der Zeitungsannonce suchte eine Dame einen Lebensgefährten. Es fand sich auch bald ein junger Kaufmann, der eine einträgliche feste Stellung bei einem grösseren Berliner Institute inne hatte. Obwohl sein Rang und Stand der heiratslustigen Dame nicht recht zusagte, weil sie einem altadeligen Hause entstammte, ihr Vater ein hoher Verwaltungsbeamter gewesen war, und sie ein bedeutendes Vermögen, mindestens 80000 Mark zu erwarten hatte, so liess sie sich die Huldigungen des jungen Kaufmanns gerne gefallen; sie liess sich, als sie seinen ehrenhaften Charakter kennen lernte und inne wurde, wie ernst es ihm mit seinen Absichten war, schliesslich von ihm ausführen, duldete auch, dass er kleine Rechnungen für sie auslegte, wenn sie gerade nicht bei Kasse war, und verlobte sich auch mit ihm.

Jetzt wollte der Bräutigam aber auch in ihre Vermögensverhältnisse eingeweiht sein. Ohne weiteres legte die Dame sie ihm klar; die 80000 Mark wären für sie hinterlegt, doch glaubte irgend ein neidischer Verwandter ein Anrecht darauf zu haben. Sie hätte noch andere Geldmittel, von denen sie ihren Lebensunterhalt bestritten hätte, und sich deshalb ernstlich um die Einwände ihrer Verwandten gegen die Auszahlung ihres Vermögens nicht gekümmert. Jetzt aber, nun sie sich verheiraten wolle, werde sie energisch vorgehen und einem Rechtsanwalt die Sache übertragen. Thatsächlich begab sie sich zu einem renommierten Anwalte und kehrte nach einiger Zeit zu dem auf der Strasse wartenden Bräutigam mit dem Duplikate der Vollmacht, die sie dem Rechtsanwalt zur Geltendmachung ihrer Ansprüche gegeben hatte, zurück.

Jetzt waren alle Zweifel, welche der junge Mann vielleicht noch hinsichtlich des Vermögens seiner Braut gehabt hatte, beseitigt. Da dasselbe gross genug war, um ohne Sorgen und Mühen davon leben zu können, gab er seine sichere Stellung auf und lebte fortan mit seiner Braut von seinem ersparten Gelde.

Es konnte ja nicht lange dauern, bis die 80000 Mark, welche mit Zins und Zinseszins wohl auf 100000 Mark angewachsen sein mochten, ausgezahlt würden, und dann die Hochzeit stattfinden könnte. Aber Woche um Woche verrann, die Ersparnisse schrumpften immer mehr zusammen, und noch immer liess der Rechtsanwalt nichts von sich hören.

Endlich, als der junge Mann kaum noch die Wohnungsmiete zusammenbringen konnte, begab er sich, ohne dass seine Braut etwas davon ahnte, zu jenem Rechtsanwalt, der die Klage gegen den hartnäckigen Verwandten vertrat. Aber wie gross war sein Schreck, als er erfuhr, dass man hier gar nichts von der Sache wusste, auch kein Fräulein von S. kannte, noch weniger eine Vollmacht von einer Dame dieses Namens erhalten hatte.

Aber er hatte ja ein Duplikat der Vollmacht selbst gesehen, es konnte gar kein Zweifel obwalten.

Endlich entsann sich ein Schreiber, dass eine Dame, welche genau auf die von dem jungen Manne gegebene Beschreibung passte, eines Tages im Bureau vorgesprochen und um eine harmlose Auskunft ersucht habe. Hierbei müsse sie ein Vollmachtsformular entwendet und im Warteraum ausgefüllt haben. Wutentbrannt eilte der Betrogene zur Polizei und erstattete Anzeige. Fräulein von S. wurde zum Polizei-Präsidium zitiert, wo sie unumwunden eingestand, völlig vermögenslos zu sein und den jungen Mann, der sie monatelang unterhalten hatte, betrogen zu haben.

Wer war nun die Betrügerin?

Sie blieb dabei, die eheliche Tochter jenes hohen Verwaltungsbeamten zu sein, die seit ihrer frühesten Jugend in einem Schweizer Pensionat erzogen worden, dann aber entlaufen sei und sich einem Cirkus angeschlossen habe. Seit mehreren Jahren ernähre sie sich als Sprachlehrerin, hätte auch in Berlin als solche ihr Glück versuchen wollen, wäre aber in Schulden und dadurch auf die abschüssige Bahn geraten.

Ohne Zweifel hatte die Betrügerin eine gute Erziehung genossen, ihr Auftreten war bescheiden, die Thränen der Reue, die sie vergoss, schienen echt zu sein, sie nannte die sämtlichen Vornamen und Geburtstage ihrer angeblichen Geschwister ganz richtig, aber doch klang die Geschichte ihres Vorlebens so abenteuerlich, ferner war der Umstand, dass sie nicht den Mädchennamen ihrer Mutter wusste, so verdächtig, dass Zweifel in ihre Identität gesetzt werden mussten.

Hier war guter Rat teuer. Recognosciert konnte sie nicht werden, weil ihr angeblicher Vater seit längerer Zeit schon Berlin verlassen hatte, und sein jetziger Wohnsitz unbekannt war, andere Familienmitglieder, die sie hätten recognoscieren können, nicht vorhanden waren.

Sie wurde photographiert und gemessen, obgleich man sich von vornherein keinen Erfolg von dieser Massregel versprach. Die Vergleichung der Photographie mit dem Album hatte denn auch kein Resultat; zu allgemeiner Ueberraschung fand sich jedoch in der

Messregistratur eine Karte vor, nach welcher die Betrügerin eine ehemalige Schauspielerin, Elise B., war, welche wegen gleicher Schwindeleien bereits dreimal vorbestraft war.

Sie musste ihre Identität mit jener Person zugeben; ihre auffallenden Kenntnisse der Namen und Geburtstage der v. S.'schen Familienangehörigen hatte sie aus den Mitteilungen eines Dienstmädchens, das früher in dem v. S.'schen Hause gedient hatte, geschöpft.

Ein Amerikaner, der in einem der ersten Hotels Berlins als Davidson aus Chicago auftrat, verstand es in kurzer Zeit, das volle Vertrauen des Hotelbesitzers zu gewinnen. Beide fuhren eines Tages nach Carlshorst, wo Davidson Wetten in Höhe von 6000 Mark einging. Leider hatte er einen schlechten Tag, nicht eines der Pferde, auf welche er gesetzt hatte, wurde plaziert, so dass er nun dem Buchmacher die 6000 Mark bezahlen sollte.

Er war hierzu ausser Stande, vermochte aber den Hotelbesitzer dazu, für ihn gut zu sagen. Dieser, der den Mister Davidson seinem ganzen Auftreten nach für einen Millionär halten musste, hoffte, dass spätestens am nächsten Tage die Sache reguliert werden würde. Statt dessen kamen von mehreren Juwelieren Anfragen bei ihm, ob Mister Davidson, der tags zuvor äusserst wertvolle Armbänder und Brillantringe entnommen und nur ganz geringe Anzahlungen geleistet habe, wohl kreditfähig sei.

Jetzt bekam der Hotelbesitzer Angst und eilte zur Polizei. Mister Davidson erklärte, im Besitze eines grossen Vermögens, augenblicklich aber ohne Geldmittel zu sein. Diesen für einen Millionär etwas auffallenden Umstand erklärte er daraus, dass seine Kreditbriefe für ein Pariser Bankhaus ausgestellt wären, und er nun, da er sich vollständig verausgabt hätte, in Berlin so lange warten müsse, bis sein Freund, den er bereits nach Paris entsandt hätte, mit dem Gelde zurückgekehrt sei.

Thatsächlich war der Begleiter des Amerikaners aus dem Hotel verschwunden, unmittelbar nach den für Mister Davidson so unglücklich verlaufenen Rennen. Er ist nie wieder zurückgekehrt. Davidson wurde gemessen und photographiert, und die Messkarte nach Paris, Chicago und New-York geschickt. Bald langte von der letzteren Stadt die Antwort an, dass der Davidson ein wegen Betruges bereits vorbestraftes Subjekt namens Downing sei. Es war somit mit einem Schlage erwiesen, dass der Verhaftete von Anfang an auf Betrug ausgegangen war und die Wetten und Ankäufe der Wertsachen nur gemacht hatte, um zu Geld zu gelangen.

In D. wurde ein Mensch festgenommen, der sich arbeitsscheu umhergetrieben und gebettelt hatte. Er schien ein Ausländer zu sein; seine Angaben über Namen und Wohnung erwiesen sich nachweislich als falsch. Die Polizei-Direktion D. sandte der Berliner Centrale die Messkarte ein, welche abschriftlich den Centralen zu Wien, Paris, Rom, Petersburg, Bern und Zürich mitgeteilt wurde. Nach wenigen Tagen lief von Paris die Nachricht ein, dass der Ergriffene der vielfach vorbestrafte und aus Frankreich ausgewiesene Anarchist D. sei.

Von Jahr zu Jahr mehren sich die Feststellungen, entwickelt sich der Verkehr mit den Auslandscentralen immer lebhafter. Schon jetzt hat sich bei allen Centralen, ohne dass es langer Verhandlungen über diesen Punkt bedurft hätte, der Brauch stillschweigend eingeführt, Messkarten von Ausländern, selbst wenn deren Identität feststeht, ohne weiteres der Centrale des Landes, welchem der Gemessene angehört, abschriftlich zuzusenden.

Auf diese Weise wird jährlich eine nicht unbedeutende Zahl von Personen, die in ihrer Heimat noch ein Konto zu begleichen haben, dem Strafrichter zugeführt oder anderen Behörden, die ein Interesse an der Persönlichkeit haben, namhaft gemacht.

Schon jetzt nach der verhältnismässig kurzen Zeit des Bestehens der Körpermessung hat diese Einrichtung eine solche Bedeutung gewonnen, dass kaum zu begreifen ist, wie man ohne sie hat auskommen können. Und doch steht sie noch nicht auf der Höhe, so lange nicht mindestens an jedem Sitze eines Landgerichts im Messen ausgebildete Beamte vorhanden sind, solange nicht einem Steckbriefe die Körpermasse beigegeben werden können, und so lange nicht ein jeder Polizeibeamter und Gendarm eine Messkarte mit ihren eigenen Zeichen und Abkürzungen lesen kann.

V. Die Messgeräte und die Messungen.

Zum Messen der Kopflänge, der Kopf- und Jochbeinbreite bedient man sich des Zirkels, der aus Metall hergestellt ist (a der nebenseitigen Tafel), zum Messen der Längen des Unterarmes, des Fusses, der Mittelfingers und des kleinen Fingers des grossen Schiebemasses (b der Tafel) und zum Messen der Ohrlänge des kleinen Schiebemasses (c der Tafel).

Zu den Messgeräten gehören ferner das Messkreuz zur Messung der Körperlänge und Armspannweite. Es besteht aus zwei in Kreuzform mit einander verbundenen Brettern. Beide müssen gleich stark und so mit einander verbunden sein, dass sie in einer Ebene liegen (Cliché A).

Die Höhe des senkrechten Brettes beträgt 2,35 m, seine Breite 0,42 m; die Länge des wagerechten Brettes beträgt 2,05, seine Breite 0,42 m. An dem einen Ende des wagerechten Brettes befindet sich als Abschluss in der ganzen Breite eine Querleiste. Von dieser abgerechnet ist in einer Entfernung von 1,35 m eine Wachsleinwand mit der Masseinteilung auf den andern Arm des wagerechten Brettes so aufgeklebt, dass die Einteilung genau mit der vorangegebenen Entfernung beginnt (siehe Cliché A).

Bei Messung der Fusslänge wird ein Schemel benutzt, welcher die Gestalt einer vierseitigen, abgestumpften Pyramide hat; er ist 0,40 m hoch, 0,36 m breit und 0,45 m lang (siehe Cliché A).

Ausser der Sitzbank zur Messung der Sitzhöhe ist als weiteres Messgerät noch der Messtisch zu erwähnen, welcher eine ähnliche Form hat, 1,10 m hoch, 0,83 m lang und 0,35 m breit ist. An allen vier Seiten ragt die Tischplatte etwa 3 cm über das Untergestell vor. An der einen Schmalseite des Gestells befindet sich ein Handgriff in Form eines Knopfes oder Henkels, welcher bei Vornahme der Fussmessung der zu messenden Person den nötigen Stützpunkt gewährt. Die hölzernen Geräte können nach der Zeichnung und den gegebenen Massen von jedem Tischler hergestellt werden. Die eisernen Werkzeuge (a, b, c) und der Apparat zur Abnahme der Fingerabdrücke sind durch die Centrale des Erkennungsdienstes zu beziehen. Erstere kosten 65 Mark, der letztere 6 Mark 25 Pf.

Die Art der Messung der einzelnen Teile ist folgende:

1. Die Körperlänge.

Der zu Messende steht am Messkreuz neben dem Massstab in

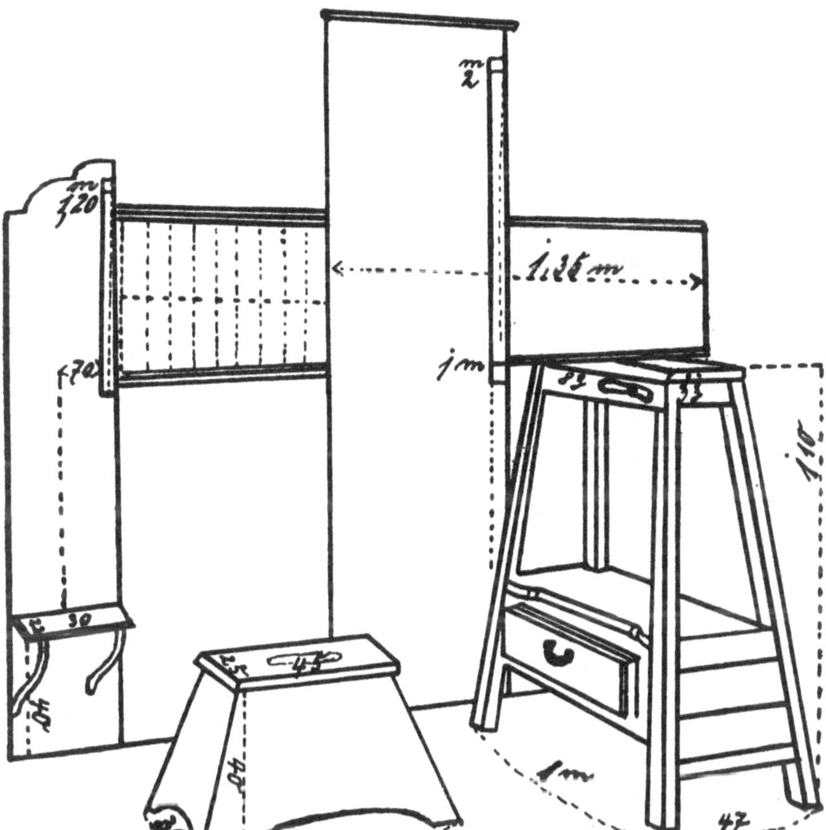

A.

soldatischer Haltung, den Rücken an das Kreuz gelehnt, die Hacken zusammengenommen, die Füsse im rechten Winkel.

Der Messende nimmt den Schieber in die eine Hand, tritt vor den zu Messenden, drückt ihn mit der anderen Hand in der Magengegend gegen das Brett, führt den Schieber längs des Massstabes bis auf den Scheitel hinab und liest an der unteren Schieberkante das Mass von der Einteilung ab.

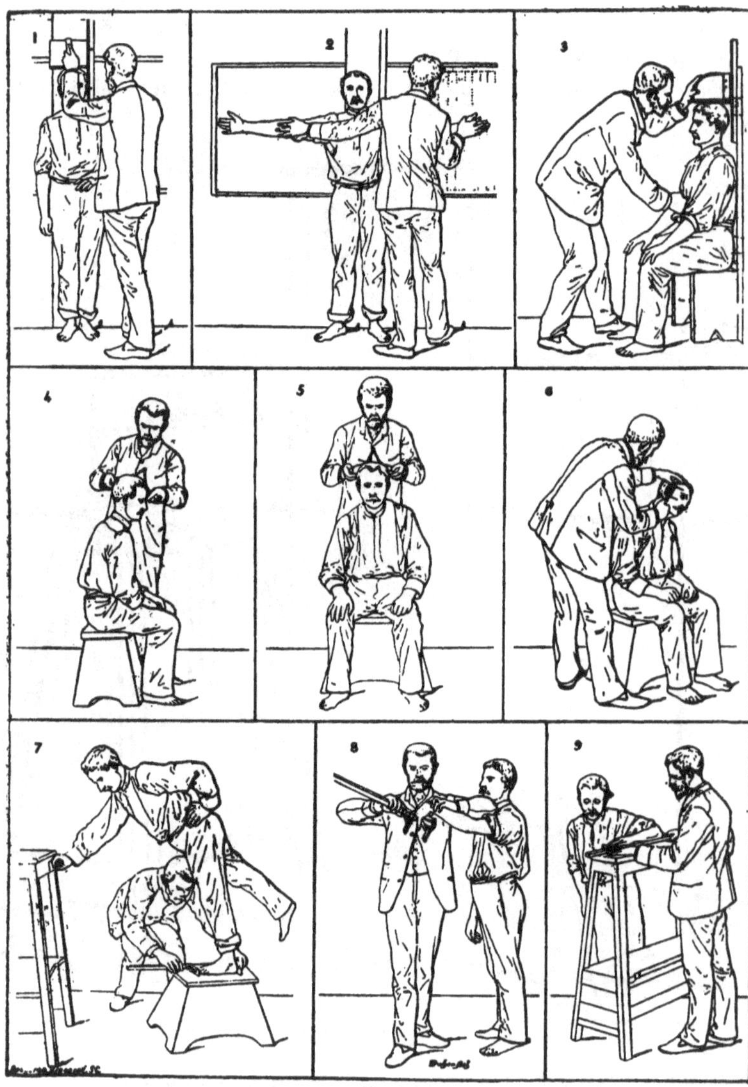

B.

2. Die Armspannweite.

Der zu Messende steht breitbeinig, den Körper auf beide Füsse gleichmässig stützend, den Rücken an das Messkreuz gelehnt. Er streckt den Arm, welcher sich auf der der Messeinteilung entgegengesetzten Seite des Querbrettes befindet, wagerecht aus, und zwar so, dass der Mittelfinger die Leiste am Ende des Querbrettes berührt und die Handfläche nach vorn zeigt.

Der Messende steht vor ihm, umspannt den ausgestreckten Arm im Ellenbogengelenk und hält ihn in der wagerechten Lage fest, dann ergreift er den anderen Arm oberhalb des Handgelenks, führt denselben an der Masseinteilung von unten her bis in die wagerechte Lage und liest das Mass an der Spitze des Mittelfingers ab.

3. Die Sitzhöhe.

Der zu Messende sitzt neben dem Massstab, das Gesäss hart an das Brett gedrückt. Der Messende nimmt den Schieber in die dem Massstab entgegengesetzte Hand und verfährt nun wie bei der Messung der Körperlänge.

4. Die Kopflänge.

Der zu Messende sitzt neben dem Massstab, das Gesäss hart an

Der Messende steht an seiner linken Seite und hat den Zirkel an den Endpunkten der Schenkel zwischen Daumen und Zeigefinger gefasst. Er setzt den feststehenden Schenkel in die Nasenwurzel, also unmitetlbar unter der Stirne, ein und führt den anderen Schenkel am Hinterkopf auf und nieder, bis er den weitesten Punkt gefunden hat. Dann liest er das Mass ab, stellt auf dasselbe den beweglichen Schenkel mittelst der Schraube fest und kontrolliert durch Nachmessen, ob der Schenkel den weitesten Punkt hart streift.

Die Probe, ob richtig gemessen ist, besteht darin, dass das Mass nun 1 mm verringert wird; dann muss der auf diese Zahl festgestellte Zirkel am Kopfe hängen bleiben.

Es sei hierbei noch erwähnt, dass bei der Kopfmessung der stärkere oder schwächere Haarwuchs ohne Einfluss ist.

5. Die Kopfbreite wird in gleicher Weise durch gleichmässiges Auf- und Niederschieben der Zirkelschenkel oberhalb der Ohren gefunden.

6. Die Jochbeinbreite ebenso durch Auf- und Niederfahren mit den beiden Zirkelschenkeln längs des Jochbeins.

7. Die Länge des rechten Ohrs.

Der zu Messende sitzt.

Der Messende steht an seiner rechten Seite und hat das kleine Schiebermass in der rechten Hand, den Daumen auf dem Schieber. Er legt das Mass so an das rechte Ohr des zu Messenden, dass die Schiene längs des Ohres liegt und die obere Brettchenkante den

Ohrrand oben berührt, und hält es mit dem auf der oberen Brettchenkante ruhenden Daumen der auf den Kopf des zu Messenden gelegten linken Hand fest. Dann schiebt er den beweglichen Arm des Massstabes gegen die Spitze des Ohrläppchens und liest am Einschnitt das Mass ab.

Ist der Umriss des Ohrläppchens „hinabsteigend" und setzt es sich noch an der Wange fort, so gilt als Ohrläppchenspitze der Punkt, in dem der Uebergang zur Backe stattfindet.

8. Die Länge des linken Mittelfingers.

Beide Personen stehen einander gegenüber.

Der Messende hält das grosse Schiebemass in der rechten Hand, den Daumen auf dem Schieber. Er setzt den langen Teil des feststehenden Armes sich fest gegen die Brust, ergreift die linke Hand des zu Messenden und legt deren Mittelfinger so gegen den Massstab, dass die Fingerspitze den kurzen Teil des feststehenden Armes berührt. Dann umspannt er mit dem kleinen und Ringfinger seiner linken Hand das Handgelenk des zu Messenden, drückt dasselbe ein und verhindert ein Krummmachen des zu messenden Fingers dadurch, dass er seinen Damen in das dritte Glied des Fingers fest einsetzt. Darnach macht er eine Viertelwendung nach links, schiebt gleichzeitig den beweglichen Arm des Schiebemasses gegen den Handrücken und liest das Mass am Einschnitt ab.

9. Die Länge des linken Kleinfingers wird in derselben Weise gemessen.

10. Die Länge des linken Fusses.

Das grosse Schiebemass liegt auf dem Schemel, die Schiene parallel der langen Kante desselben. Der zu Messende stellt sich auf den Schemel. Der Körper ruht auf dem linken Fusse, der nach vorn zeigt und sich an den Masstab anlehnt, während der rechte Fuss in der Schwebe gehalten wird. Nun geht die Person in die Kniebeuge hinab, streckt das rechte Bein nach hinten, legt sich nach vorn über, so dass das Körpergewicht gänzlich auf dem linken Fusse ruht, und hält sich an dem Handgriffe des vor ihm stehenden Messtisches fest.

Der Messende, welcher sich rechts von dem zu Messenden befindet, zieht den unbeweglichen Arm des Masstabes gegen die Ferse, drückt mit der linken Hand den Fuss an den Zehen nieder, führt mit der rechten den Schieber gegen die grosse Zehe oder, wenn eine andere Zehe, insbesondere die zweite, weiter vorstehen sollte, gegen diese, und liest das Mass am Einschnitt ab.

11. Die Länge des linken Unterarmes.

Das grosse Schiebemass liegt auf dem Messtische, die Schiene parallel der langen Kante desselben.

Der Messende steht an der einen, der zu Messende an der anderen Langseite. Letzterer legt nun den Unterarm, Hand und Finger ausgestreckt, längs des Massstabes auf den Tisch so auf, dass die Mittellinie des Zeigefingers sich über der Tischkante befindet, und beugt sich im Körper nach vorn über, wobei er mit dem Oberkörper eine Halblinkswendung macht.

Der Messende zieht den feststehenden Arm des Masstabes gegen den Ellenbogen des zu Messenden, drückt mit seiner rechten Hand die Hand des zu Messenden gegen die Tischplatte und schiebt mit der anderen den beweglichen Arm des Instruments gegen die Spitze des Mittelfingers, worauf er das Mass am Einschnitt abliest.

Eine etwa vorhandene Krümmung des ganzen Rückens oder eines Schulterblattes wird wie folgt gemessen:

Der zu Messende steht am Messkreuz in derselben Stellung wie beim Messen der Körperlänge. Der Messende nimmt das Doppeldezimetermass in die rechte Hand und stellt mit demselben die Entfernung vom Messkreuz zur Mitte einer Schulter, bei links- oder rechtsseitiger Krümmung bis zur Mitte der dem Messkreuz näheren Schulter fest.

Bei einseitiger Krümmung muss die Seite, an welcher sich die Krümmung befindet in der Rubrik „Besonderheiten der Schulter“ bemerkt werden, bezw. aus dem Profilbilde zu ersehen sein.

VI. Die Augenklassen und Augenbeschreibung.

A. Einteilung.

Die Einteilung erfolgt nach Menge und Verdichtung des Pigments in der Iris. Klasse I umfasst alle Augen, deren Iris keinen gelben Farbstoff zeigt, alle sogenannten rein blauen und grauen Augen.

In Klasse II gehören die Augen, deren Iris gelblichen, in Klasse III die, deren Iris gelbroten, in Klasse IV die, deren Iris nussbraunen (mittelbraun), in Klasse V die, deren Iris kastanienbraunen, in Klasse VI die, deren Iris schwarzbraunen Farbstoff zeigt.

Bertillon unterscheidet in seinem System 7 Augenklassen, während wir in Ansehung der bei den nordischen Völkern nur selten vorkommenden durchgehend schwarzen Augen nur 6 zählen.

B. Feststellung.

Die Feststellung erfolgt durch Hineinblicken in das linke Auge von oben her. Die Person, deren Augenklasse festgestellt werden soll, sitzt in der Nähe des Fensters, das Gesicht dem Lichte zugekehrt. Der Messende steht ihr gegenüber, doch so weit seitwärts, dass sein Schatten nicht auf sie fällt. Die Person ist zu veranlassen, mit aufgeschlagenen Augen und ein wenig in die Höhe gerichtetem Kopfe starr in das Licht zu sehen, wobei jedoch zu achten ist, dass das Auge nicht vom Sonnenlichte getroffen wird. Dann stellt der Messende auf Grund der oben aufgeführten Einteilung die Klasse fest. —

Zeigt die Iris nur einen ganz wenig gelblichen Farbstoff, so ist die Klasse mit 1—2, zeigt sie vorherrschend nussbraunen, dabei aber doch gelbroten Farbstoff, so ist die Klasse mit 4—3 zu bezeichnen.

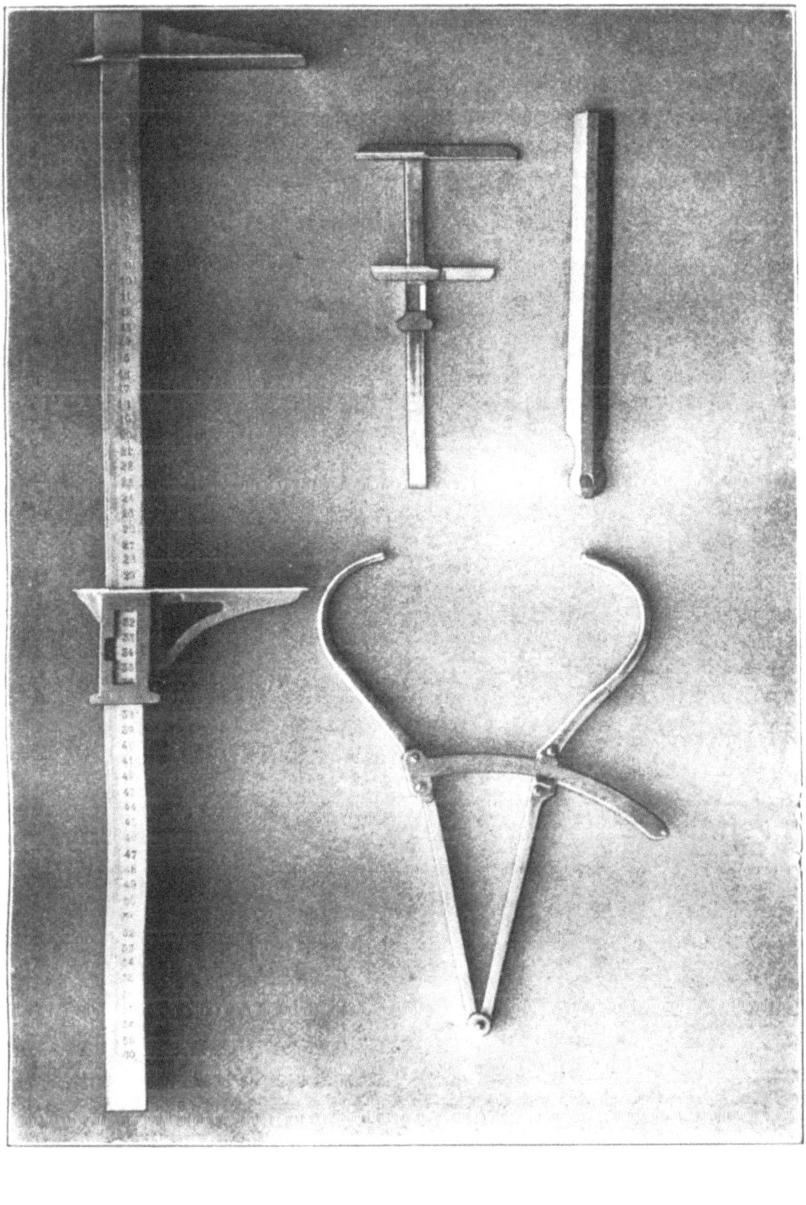

Nach dieser Feststellung der Augenklassen erfolgt noch eine ergänzende Augenbeschreibung, die in die Messkarte ebenfalls mit aufgenommen werden muss.

Die Iris wird in zwei Zonen eingeteilt, von denen die erste mit Aureole, die zweite mit Peripherie bezeichnet wird. Die Aureole ist der die Pupille umlagernde Kranz, von ihr nur durch einen äusserst schmalen, dieselbe unmittelbar einsäumenden grauen Streifen getrennt. Die Peripherie bildet die Umgebung der Aureole und reicht bis zum Weissen des Auges.

Der gelbe Farbstoff, welcher sich in der Regel in der ersten Zone vorfindet, indessen bisweilen auch in verschiedenen Formen über sie in die zweite Zone hinausdringt, wird Pigment genannt.

Beschrieben werden:

1. die Form der Aureole;
2. der Farbstoff derselben nach Menge und Verdichtung;
3. die in der Peripherie vorkommenden Abstufungen der blauen Färbung und
4. die sonst darin vorkommenden Farbentöne.

Die Form erscheint:

a) als undeutlich, der Uebergang fehlt oder ist nicht erkennbar (in den ersten Augenklassen vorkommend);
b) als zusammengezogen, d. h. in Form eines glatten Ringes sich von der Peripherie scheidend . . . . zgz
c) als gezahnt, d. h. in Form eines Uhr-Zahnrädchens . . gz
d) als stern- oder strahlenförmig, d. h. in Form eines Strahlenkranzes in die Peripherie übergehend . . . . . . stf

Die Aureole der pigmentlosen Augen zeigt vorwiegend blasse und himmelblaue Farbentöne.

Zwischen diesen und den Augen mit durchgehend schwarzbraunen liegen die mit gelbem Farbstoff in der Aureole oder ersten Zone, der sich von gelblich zu gelbrot, zu nussbraun, zu kastanienbraun und zu schwarzbraun verdichtet.

Die Abstufungen der blauen Färbung in der Peripherie erscheinen als himmelblau, mittel- oder veilchenblau und als schieferblau.

Bei der Beschreibung wird jede der vorerwähnten Abstufungen, ebenso der Farbstoff in der Aureole und die Farbentöne in der Peripherie durch Hinzufügung von hell, mittel oder dunkel hinsichtlich ihrer Tonfärbung näher bezeichnet, und zwar um die Eintragung der Beschreibung zu erleichtern, teils durch Zahlen (himmelblau 1, veilchenblau 2, schieferblau 3), teils durch Abkürzungen (gelblich gb, grünlich gn).

Ist das linke Auge erblindet oder fehlt dasselbe ganz, so ist das rechte zu beschreiben und hinter die Augenklasse das Wort „rechts“ (r) zu setzen, z. B. Klasse 2 r.

Selbstverständlich müssen die besonderen Merkmale: Erblindung, weisse Flecke, sogenannte Leukome, rote Flecke pp. ebenfalls in die Karte eingetragen werden.

VII. Beschreibung.

Wie bereits erwähnt, ist die beste Ergänzung der Photographie die Messkarte; andererseits ist die Messkarte unvollkommen, wenn ihr die Photographie fehlt. Es ist deshalb zweckmässig, bei Einrichtung einer Messstation gleichzeitig auf Anschaffung eines photographischen Apparates, wie ihn Bertillon konstruiert hat, Bedacht zu nehmen.*)

Nur da, wo wegen der geringen Anzahl der Messungen oder aus pekuniären Rücksichten die Anschaffung dieses photographischen Apparates unterblieben ist, muss eine bis ins kleinste Detail gehende Beschreibung die fehlende Photographie ersetzen.

Diese an Stelle der Photographie tretende Beschreibung muss als der Schlussstein der Personenfeststellung nach Bertillon angesehen werden.

Ist nach den eingesandten Massen in der Kartenregistratur binnen weniger Minuten unter Tausenden von Karten festgestellt, dass eine Karte mit gleichen Massen bereits vorhanden ist, und ist somit die Identität der Person, deren Masse eingesandt sind, mit der bereits Gemessenen, deren Karte vorgefunden ist, nachgewiesen, so beseitigt die Vergleichung der aufgenommenen Personalbeschreibung, resp. die Photographie so unumstösslich jeden etwaigen Zweifel an der Richtigkeit der Feststellung, dass diesen Uebereinstimmungen gegenüber nicht nur jedes Gericht die Identität für zweifellos festgestellt erachten, sondern auch der Verbrecher selbst sie eingestehen muss und bisher auch stets eingestanden hat.

Bertillon zerlegt die zu beschreibenden Teile und verlangt, dass diese auf das Vorkommen bestimmter Formen und Besonderheiten geprüft und nach bestimmten Regeln beschrieben werden; am weit-

*) Zu beziehen durch die Firma Romain Talbot, Berlin, Kaiser Wilhelmstr. 46

gehendsten ist diese Beschreibung bei der Stirn, der Nase und des rechten Ohres.

Hinsichtlich der Beschreibung verschiedener Teile ist angeordnet, dass dieselben durch klein, mittel oder gross zu bezeichnen und, wenn die Bezeichnungen verstärkt werden sollen, die für diese gewählten Abkürzungen zu unterstreichen sind, z. B. gross gleich sehr gross, klein gleich sehr klein.

1. Die Kopfform

wird beschrieben:

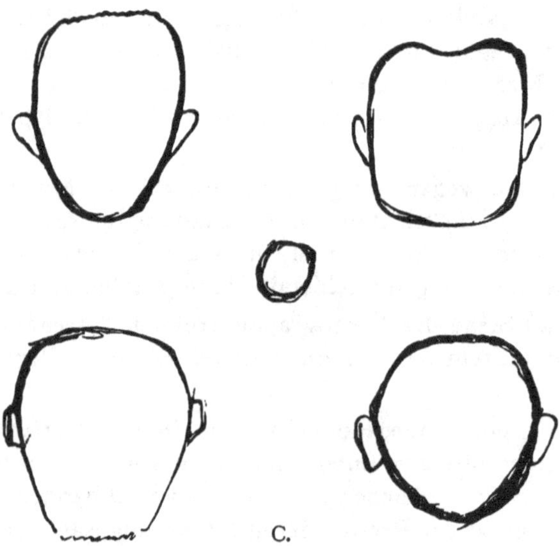

C.

1. nach der Seiten-,
2. nach der Vorderansicht.

Zu 1 als prognatisch, wenn die untere Gesichtshälfte vorspringend erscheint (nur wenn augenfällig anzuwenden),
als orthognatisch, wenn Stirn und Oberkiefer in einer Senkrechten sich befinden, zurückweichend (bezüglich der unteren Gesichtshälfte) oder halbmondförmig.

Zu 2 von vorn gesehen
als rund
als viereckig (Cliché C),
als rechteckig,

als pyramidenförmig (Cliché C)
als kreiselförmig (Cliché C),
als rautenförmig (Cliché C).

Schliesslich werden noch die Besonderheiten der Kopfform aufgeführt: Spitzkopf (nach hinten spitz zugehend), Tartarenkopf (kleine Kopflänge, verbunden mit auffallend hoher Form) u. s. w.

2. Die Schulterbreite

ist durch klein, mittel oder gross zu bezeichnen.

3. Die Schulterneigung

als schräg (abfallend), mittel, wagerecht; beides von rückwärts zu bestimmen. Besonderheiten sind: unegale Schultern und rechts- oder linksseitige Krümmung.

4. Der Körperumfang

erscheint als klein, mittel oder gross im Verhältnis zur Körperlänge.

5. Die Gesichtsfarbe und Gesichtsfülle

und ev. der Ausdruck, wenn solcher in besonders ausgeprägter Form vorhanden ist.

Die Farbe wird bestimmt:

1. nach der Menge des Pigments (d. h. des gelben Farbstoffs);
2. nach der Blutmenge: ob schwach, mittel oder stark im Gesicht vorhanden, durch klein, mittel, gross.

Zusätzliche Bestimmungen: krank, sehr blass, gebräunt, picklig, sommersprossig.

Die Gesichtsfülle wird bezeichnet als mager, mittel oder voll durch klein, mittel, gross.

Der Ausdruck kann, wenn er ganz prägnant hervortritt, bezeichnet werden als: ein finsterer, lachender, blöder, leidender, frecher.

Besonderheiten des Gesichts:

Backenknochen weit getrennt	Bk wt
Backenknochen eng zusammen .	Bk eg
Auffällig eingefallene Backen	hohl
Kinnladen weit getrennt .	Kl wt
Kinnladen eng zusammen .	Kl eg

6. Die Falten

Es werden nur tief ausgeprägte Falten aufgenommen und unterschieden in:

a) Stirnfalten (wagerechte, senkrechte, durchgehende oder halblange Falten);
b) Augenfalten (an den äusseren Augenwinkeln, zwischen den Augenbrauen);
c) Nasen-Lippenfalten (ausgeprägte Falten, welche sich vom Nasenflügel bis zum Munde hinabziehen);
d) Halsfalten, welche sich im Alter einstellen und senkrecht zu verlaufen pflegen;
e) Falten im Genick, welche quer laufen und stark ausgeprägt sind.

7. Das Haar und der Bart

werden beschrieben in Bezug auf

a) Farbe und Farbenton: blond, braun, schwarz, rot, grau, weiss; Farbentöne zusätzlich: hell, mittel, dunkel;
b) Beschaffenheit nach der Art des einzelnen Haares — weich oder steif — nach der Erscheinung des ganzen Haares: dünner oder stark, gepflegt oder struppig; nach dem Grade der Wellung: glatt, wellig, kraus.
c) Haaransatz: Form der Linie, welche der Ansatz der Haare auf dem Kopfe bildet — bogenförmig, rechtwinklig (die rechten Winkel liegen oberhalb der Schläfen), spitzwinklig, zwickelförmig (der oder die spitzen Winkel gehen in das Haar hinein, resp. der Zwickel scheint aus der Ansatzlinie hervorzutreten);
d) Schnitt und Scheitelung nur in den Gegensätzen von kurz oder lang, beim Vollbarte spitz oder breit, event. auch geteilt;
e) Haarschwund und Ersatz: Stirn-, Tonsur-, Wirbel-, teilweise, durchgehende oder ganze Glatze; Perrücke.
f) Bartformen: Schnauz-, Backen-, Kinn- und Vollbart, Fliege, französischer Knebelbart, Ohrenbart, Kotelettenbart, amerikanischer Bart, österreichischer und russischer Bart.

8. Die Stirn.

Beschrieben werden an ihr:

1. die Augenbogen;
2. die Neigung;
3. die Höhe, bestimmt nach der Entfernung von dem Beginne des Haarbodens bis zur Nasenwurzel;
4. die Breite, von Schläfe zu Schläfe gemessen.

Die Augenbogen sind nach der Art ihres Hervortretens mit klein, mittel, gross zu bezeichnen; die Stirnneigung als schräg, mittel, senkrecht und vorgebogen.

Als „mittel" gilt die zwischen der ausgesprochen schrägen und der senkrechten liegende Form.

Die Beschreibung der Augenbogen und Stirnneigung erfolgt von der Seite, die der Höhe und Breite von vorn.

9. Die Augenbrauen.

Abstand von einander, ob eng, zusammengewachsen oder weit getrennt. Ansatz, ob tief oder hoch angesetzt. Hauptrichtung zu einander, ob schräg nach innen, geradlinig oder schräg nach aussen. Form, ob bogenförmig, geradlinig oder wellig, ob kurz oder lang, schmal oder breit. Behaarung, ob stark oder schwach behaart, ev. sehr dünn, bürstenförmig, pinselförmig, struppig.

10. Die Augenlider.

Schlitz, ihre Weite in der Wagerechten, ob klein oder gross. Oeffnung (Abstand von einander) in der Senkrechten bei geöffneten Augen. Besonderheiten: Herabfallende Augenlider, haarlose Augenlider, untere Augenlider hängend.

11. Die Augäpfel und Augenhöhlen.

Die Augäpfel werden in Bezug auf ihre Grösse, die Augenhöhlen in Bezug auf ihre Form — ob ausgehöhlt oder voll — beschrieben. Besonderheiten: Auffallend vorspringende Augäpfel (Glotzaugen), Augäpfel, die nach innen schielen, Augäpfel, die nach aussen schielen, Augäpfel, die unten viel Weisses sehen lassen.

12. Das Gesichtsprofil.

1. Stirn zur Nase:
   ob gerade verlaufend, ob gebrochen, d. h. die gerade Linie ist im Uebergang gebrochen, ob parallel, ob winklig, d. h. der Nasenrücken springt zur Stirnrichtung stark hervor.
2. Nase zum Munde:
   ob die Nase hervortritt, ob die Mundpartie hervortritt, ob der Unterkiefer für sich allein hervortritt.

13. Die Nase.

1. Die Wurzeltiefe, ob klein, mittel oder gross;
2. der Rücken;
3. die Grundlinie, d. h. die gerade Linie vom Ansatz des Nasenflügels zur Nasenspitze;

4. die Höhe (Entfernung von der Nasenwurzel bis zum Ansatz des Nasenflügels);
5. der Vorsprung (Entfernung von der Nasenspitze bis zur Mitte einer gedachten Linie, welche die Ansatzstellen beider Nasenflügel verbindet);
6. die Breite (Entfernung von dem einen Nasenflügel zum anderen in gerader Linie betrachtet).

Der Nasenrücken wird bezeichnet als: 1 eingebogen, 2 geradlinig, 3 gebogen, 4 winklig gebogen, 5 wellig.

Die Grundlinien als: 1 abwärts, 2 wagerecht, 3 aufwärts.

Besonderheiten:

Nasenwurzel auffallend eng oder breit,

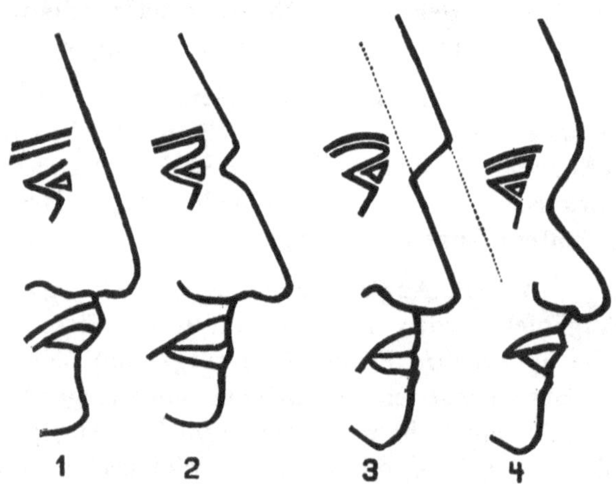

D. Das Gesichtsprofil.

Nasenrücken in Form des Buchstaben S,
Abplattung auf dem Rücken,
Rücken auffällig schmal oder breit,
Rücken in der Mitte nach links oder rechts abweichend,
Spitze nach links oder rechts abweichend,
Spitze sehr spitz, abgeplattet,
Spitze braunrot,
Nasenscheidewand sichtbar,
Bewegliche Nasenflügel,
Zurücklaufende, d. h. nicht in der Wange, sondern in der Nase verlaufende Flügel,
Auffallend enge oder auffallend weite Nasenlöcher.

14. Das rechte Ohr.

Kein Glied des menschlichen Körpers ist von so eigenartiger, origineller Form wie das Ohr. Unter einer Million von Ohren

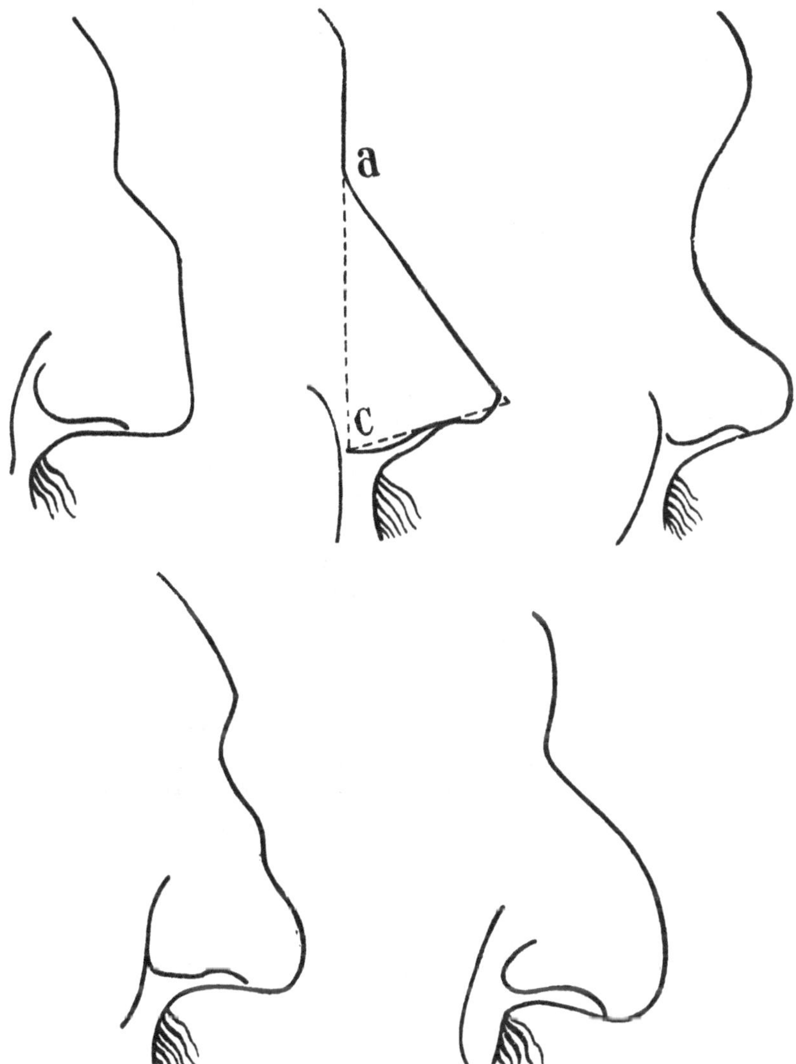

E. Die Nase.

findet man nicht zwei ganz gleiche, sich durch nichts von einander unterscheidende Exemplare. Stets wird der aufmerksame Forscher charakteristische Unterscheidungsmerkmale an ihnen finden, sei es in der Grösse, der Form, des Ansatzes, sei es in Bezug auf die Falten und Leisten oder des Ohrläppchens und seiner einzelnen Teile.

Wiederholt ist es vorgekommen, dass bei Vergleichung von Photographieen das Ohr der einzige Anhalt zur Feststellung der Persönlichkeit gewesen ist. Darum muss bei den photographischen Aufnahmen der Verbrecher das grösste Gewicht nicht so sehr auf das Vorderansichts- als vielmehr auf das Seitenansichtsbild gelegt werden.

Zweckdienlich ist, wie auch bei allen Messstationen des Erkennungsdienstes eingeführt, den Verbrecher in Vorder- und Seitenansicht in ein Siebentel der thatsächlichen Grösse zu photographieren.

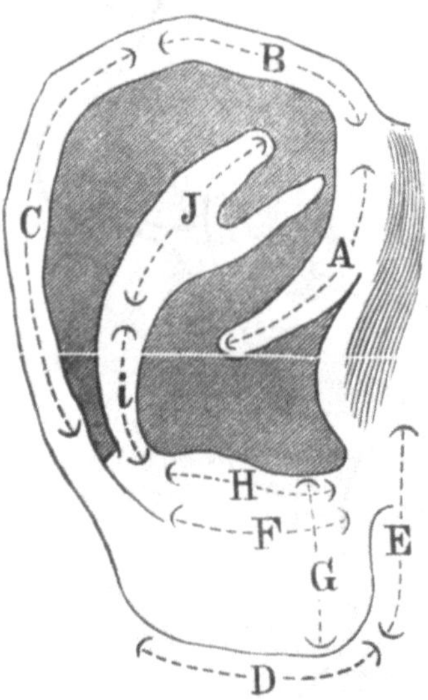

Ganz zwecklos ist es, Photographieen behufs Feststellung der Identität einzusenden, auf welchen die betreffende Person in ganzer Grösse dargestellt ist.

Da die charakteristischen Merkmale auf einer derartigen Photographie, die in der Regel nur Visitformat hat, ganz verloren gehen, ist eine Identifizierung so gut wie ausgeschlossen.

In der nebenstehenden Zeichnung ist das Ohr in seinen einzelnen Teilen, auf welche sich die Beschreibung erstreckt, veranschaulicht.

A Anfangsteil }
B der obere Teil } des Ohrrandes oder Leiste
C der hintere Teil und die Oeffnung }

D der Umriss }
E der Anwuchs }
F die Oberfläche } des Ohrläppchens
G die Grösse }

H die Neigung der unteren Ohrklappe (Profil und Umbiegung)

I die Falte oder Gegenleiste, unterer Teil

J die Falte oben.

Die schraffierten Flächen stellen die Vertiefungen dar. Die über H befindliche Vertiefung ist die Ohrmuschel.
Von dem Ohrrande wird der Anfangsteil, der obere und

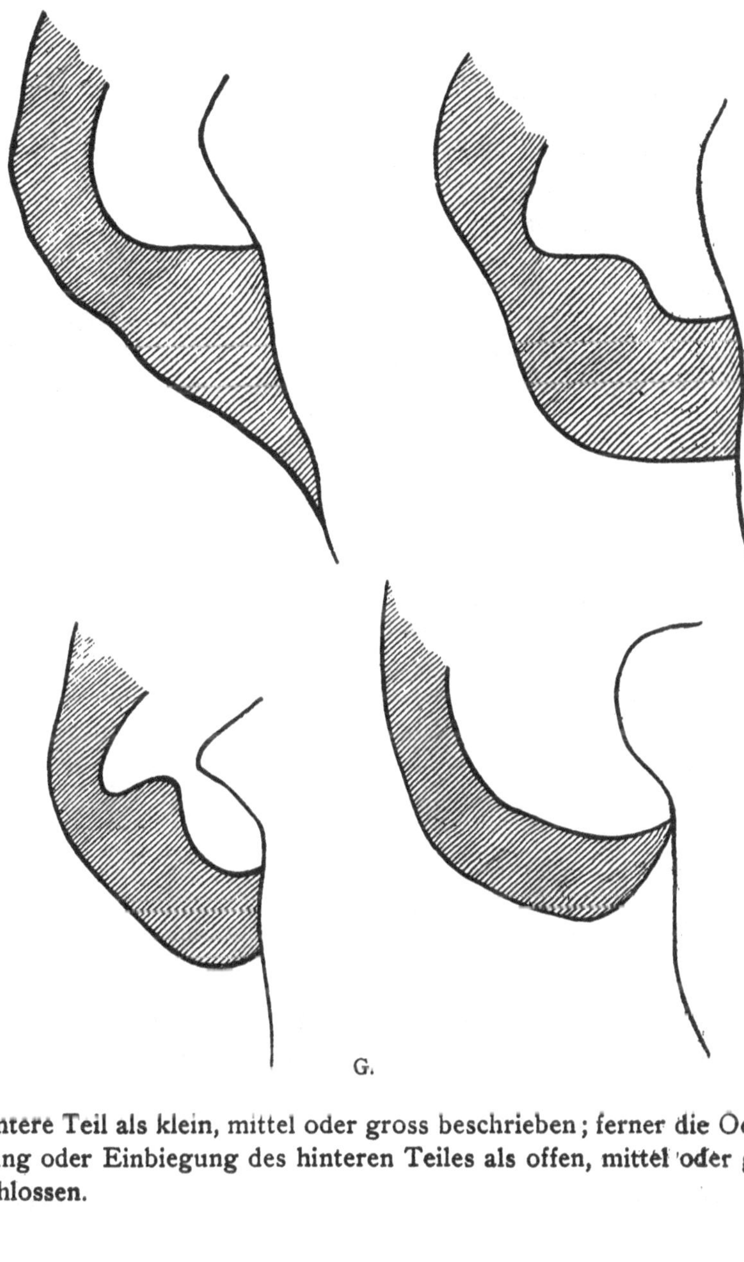

G.

hintere Teil als klein, mittel oder gross beschrieben; ferner die Oeffnung oder Einbiegung des hinteren Teiles als offen, mittel oder geschlossen.

Das Ohrläppchen wird beschrieben in Bezug auf

1. Umriss,
2. Anwuchs
3. Oberfläche,
4. Grösse,

ob klein, mittel, gross, bestimmt nach der Senkrechten, gedacht von dem höchsten Punkt der unteren Ohrklappe bis zum Rande des Ohrläppchens.

Die untere Ohrklappe in Bezug auf Neigung, Profil, Umbiegung, Grösse.

Die Falte oder Gegenleiste.

Die Form und das Abstehen des Ohres.

Schliesslich werden noch die Umrissformen des Ohrläppchens als hinabsteigend, rechtwinklig, bogenförmig und golfförmig, freihängend bezeichnend.

Die Form des Ohres wird als dreieckig, eckig, oval oder rund bezeichnet.

Bemerkt wird noch, dass bei seiner Beschreibung 29 Besonderheiten vorgesehen sind.

15. Die Lippen.

a) Höhe der Oberlippe, ob klein oder gross,
b) das Vorspringen einer Lippe,
c) der Lippenrand nach der Breite des sichtbaren roten Streifen, ob schmal oder breit,
d) die Dicke der Lippen, ob dünn oder dick,

Als Besonderheiten werden: aufgeworfene Oberlippe, Hängelippe, starke senkrechte Furche in der Oberlippe und Hasenscharte angesehen.

16. Der Mund

a) Seine Grösse, ob klein oder gross,
b) Seine Oeffnung im Stande der Ruhe, ob offen oder zusammengekniffen.

17. Das Kinn.

Seine Form, ob flach oder stark gewölbt, seine Richtung, ob zurückweichend oder vorspringend, seine Höhe und Breite.

18. Der Hals.

a) ob kurz oder lang,
b) ob dünn oder dick.

Besonderheiten: Hals mit vorspringendem Kehlkopfe, Kropf.

VIII. Die Aufnahme von Narben und anderen besonderen Kennzeichen.

erfolgt auf der Messkarte auf einem besonderen, in sechs Abschnitte geteilten Raum.

In Abschnitt I werden aufgeführt: die Narben und Kennzeichen auf dem linken Arm und der linken Hand,
„ „ II die auf dem rechten Arm und der rechten Hand,
„ „ III die im Gesicht und am Halse,
„ „ IV die auf der Brust,
„ „ V die auf dem Rücken,
„ „ VI die an Beinen und Füssen.

Die voraufgeführten Körperteile müssen auf das Vorkommen von Narben pp. befühlt und genau besehen werden.

Beim Beschreiben der Narben ist anzugeben:

I. ihre Form, ob geradlinig, wellig, krumm, haken- oder hufeisenförmig, winklig, gezackt, strahlen- oder sternförmig, kreisrund, oval;
II. ihre Grösse, in Centimetern ausgedrückt;
III. ihre Richtung;
IV. ihre Lagebezeichnung.

Für die Eintragung in die Messkarte sind besondere Abkürzungen und Zeichen bestimmt, z. B.:

„n. ov. 5/2“ heisst demnach: eine ovale, 5 Centimeter lange, 2 Centimeter breite Narbe;

„n. ge. 5/0,4“: eine gerade, 5 Centimeter lange, 4 Millimeter breite Narbe;

„n. gl. ⟍ i“: eine geradlinige, schräg nach innen verlaufende Narbe;

„n. kr. o. ah. ⟍ a.“: eine krumme, oben ausgehöhlte, schräg nach aussen verlaufende Narbe;

„Lf. lk. Nf.“: Leberfleck auf dem linken Nasenflügel;

„n. lk. Ab.“: Narbe auf der oder in der linken Augenbraue.

Das Verstärken einer Bezeichnung geschieht durch Unterstreichen: <u>n</u> — starke, tiefe Narbe, <u>W</u> — grosse Warze, das Abschwächen durch Einklammern: (Lf.) = kleiner Leberfleck, (n.) = undeutliche oder schwache Narbe.

Beschreibung und Lagebezeichnung jedes Merkmals werden durch ein Komma getrennt, welches, sofern davor oder dahinter ein Dezimalbruch steht, durch ein Semikolon ersetzt wird.

z. B. „n. gl. 5 ∖ i, 4 _⌈ lk. Ab.“: eine geradlinige, 5 Centimeter lange, schräg nach innen verlaufende Narbe, 4 Centimeter über der linken Augenbraue;

„n. kr. u. ah. 5,5; 5 _⌈ Hg. m“: eine krumme unten ausgehöhlte, 5,5 Centimeter lange Narbe; 5 Centimeter oberhalb des Handgelenks, vorn;

„n. gl. 6,4 —, 7 _⌈ Eb.“: eine geradlinige, 6,4 Centimeter lange, wagerechte Narbe, 7 Centimeter oberhalb des Ellenbogens;

„n. kr. u. ah. 5,5 ∖ a., 2 ⌉_ El. α“: eine krumme, unten ausgehöhlte, 5½ Centimeter lange schräg nach aussen laufende Narbe, 2 Centimeter unterhalb des Ellenbogens, vorn;

„<u>Lf.</u>, 6 _⌈ Hg. ≻o“: Grosser Leberfleck, 6 Centimeter über dem Handgelenk hinten.

„n. gl. 2 ∖ i., lk. Ab. _⌈ i. Aw.“: eine geradlinige, 2 Centimeter schräg einwärts laufende Narbe in der linken Augenbraue, oberhalb des inneren Augenwinkels;

„n. ov. 5/3, 3 ⌉_ r. a. Aw.“: eine ovale, 5 Centimeter lange, 3 Centimeter breite Narbe, 3 Centimeter unterhalb des rechten äusseren Augenwinkels;

„W. bh., lk. Schl.“: eine behaarte Warze an der linken Schläfe;

„2 W., lk. Or. — Nf.“: zwei Warzen zwischen dem linken Ohr und Nasenflügel;

„n. gl. 4 |, 3 ⌉_ 7 e | 3“: eine geradlinige, 4 Centimeter lange, senkrechte Narbe, 3 Centimeter unterhalb des 7. Halswirbels, 3 Centimeter rechts der Mittellinie.

Tätowierung — „tat.“

„tat: Krone, ⌉_ flieg. Adl., ⌉_ Wilhelm“ — Tätowierung: Ein fliegender Adler, über demselben eine Krone, unter ihm der Name Wilhelm.

Liegen die Tätowierungen nebeneinander, so werden sie diktiert und geschrieben, wie sie von links nach rechts folgen.

IX. Verzeichnis sämtlicher Abkürzungen.

A = Auge
a = aussen, äussere
Aa = Augapfel
Ab = Augenbrauen
abw = abwärts
afw = aufwärts
ah = ausgehöhlt
Al = Augenlid
Am = amerikanischer Backenbart
amp = amputiert
anlig = anliegend
ans = Ansatz
aufgew = aufgeworfen
Aus = Ausschnitt
aw = abweichend
Aw = Augenwinkel
Azwr = Augenzwischenraum
b = blond
Bb = Backenbart
bdk = bedeckt
bh = behaart
bl = blass
Bk = Backenknochen
Bn = Brandnarbe
bn = braun
br = breit
bu = blau
Bw = Brustwarze
bwg = beweglich
bürst = bürstenförmig
cm = Centimeter
Cot = Cotelettenbart
D = Daumen
D K = darwinscher Knoten
d = durchgehend
df = durchfurcht, gefurcht
dk = dick
dl = dunkel
dn = dünn
Dpk = Doppelkinn
durchl = durchlocht
durchr = durchrissen
eb = eben
Eb = Ellenbogen
eg = eng
Eg = Ellenbogengelenk
ek = eckig
f = flach
F — Finger
fal = herabfallend
fh = freihängend
Fl = Falte
Fli = Fliege
Flk = Fleck
Fs = Fuss
Fur = Furunkel
g = ganz, Gelenk

G = Gesicht
ga = glatt
gb = gelb
gbr = gebrochen
gbrä = gebräunt
gd = Glied
gf = gepflegt
gl = geradlinig
gn = grün
gr = gross
Grb = Grübchen
gs = geschlossen
gt = getrennt
gth = geteilt
gu = grau
gz = gezackt
H = Hand
h = halblang
Hbkr = Halbkreis
hgd = hängend
hh = hoch
hk = hakenförmig
hl = hell, licht
Hs = Hals
Hsch = Hasenscharte
ht = halbgetrennt
i = innen, innere
Ir = Iris
k = klein
K = Kinn
Kb = Kinnbart
Kbb = Knebelbart
kbn = kastanienbraun
Kf = Kleinfinger
kiel = kielförmig
Kk = Kehlkopf
Kl = Kinnlade
Kn = Knöchel
Kpf = Kopf
kr = krumm
Krpf = Kropf
ks = kraus
kz = kurz
l = lang
Lf = Leberfleck
lk = links, linke
Lp = Lippe
m = mittel, mitten
M = Mund
Mf = Mittelfinger
mm = Millimeter
Mm = Muttermal
mr = mehrere
$\underline{\text{mr}}$ = zahlreich
Mw = Mundwinkel
n = Narbe
N = Nase
nbn = nussbraun
Nf = Nasenflügel
Nl = Nasenlöcher
Nsch = Nasenscheidewand
Nw = Nasenwurzel
o = oben
Obf = Oberfläche
Obz = Oberzähne
Öst = österreichisch. Bart
of = offen
Ok = Ohrklappe
Ol = Ohrläppchen
Olp = Oberlippe
Om = Ohrmuschel
Or = Ohr
ort = orthopädisch
ov = oval
pik = picklig
pins = pinselförmig
Pk = Pocken, Pockennarben

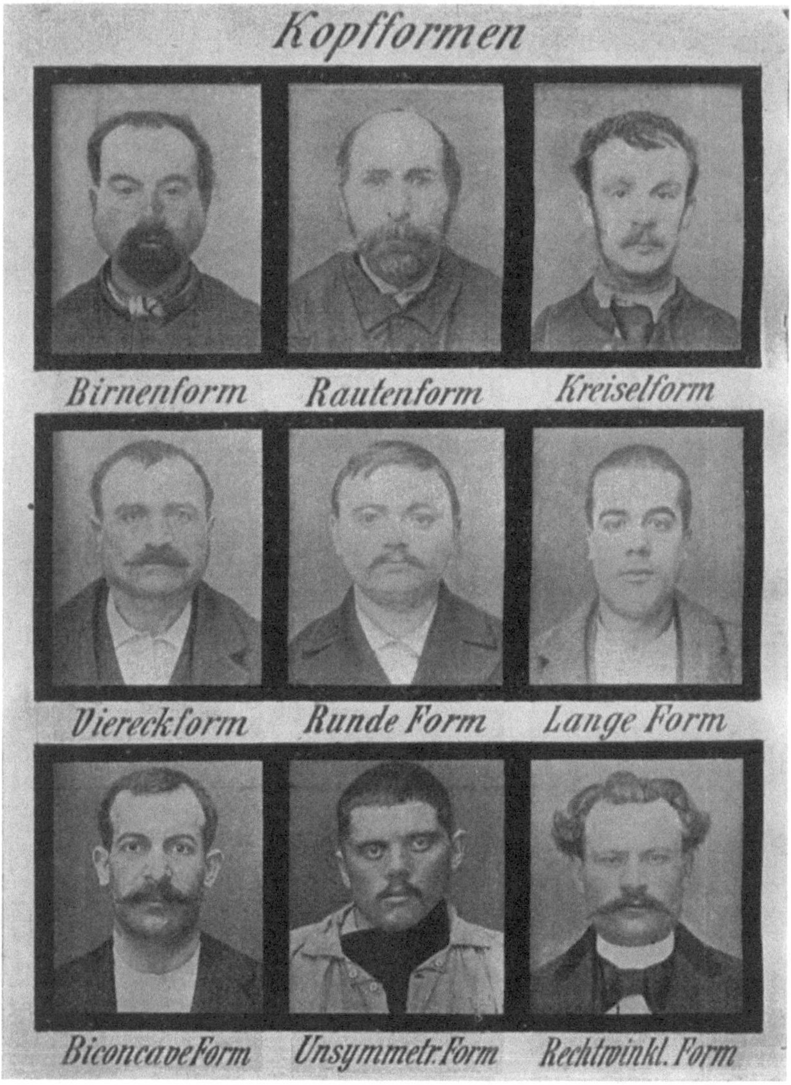
Kopfformen
Birnenform
Rautenform
Kreiselform
Viereckform
Runde Form
Lange Form
Biconcave Form
Unsymmetr. Form
Rechtwinkl. Form

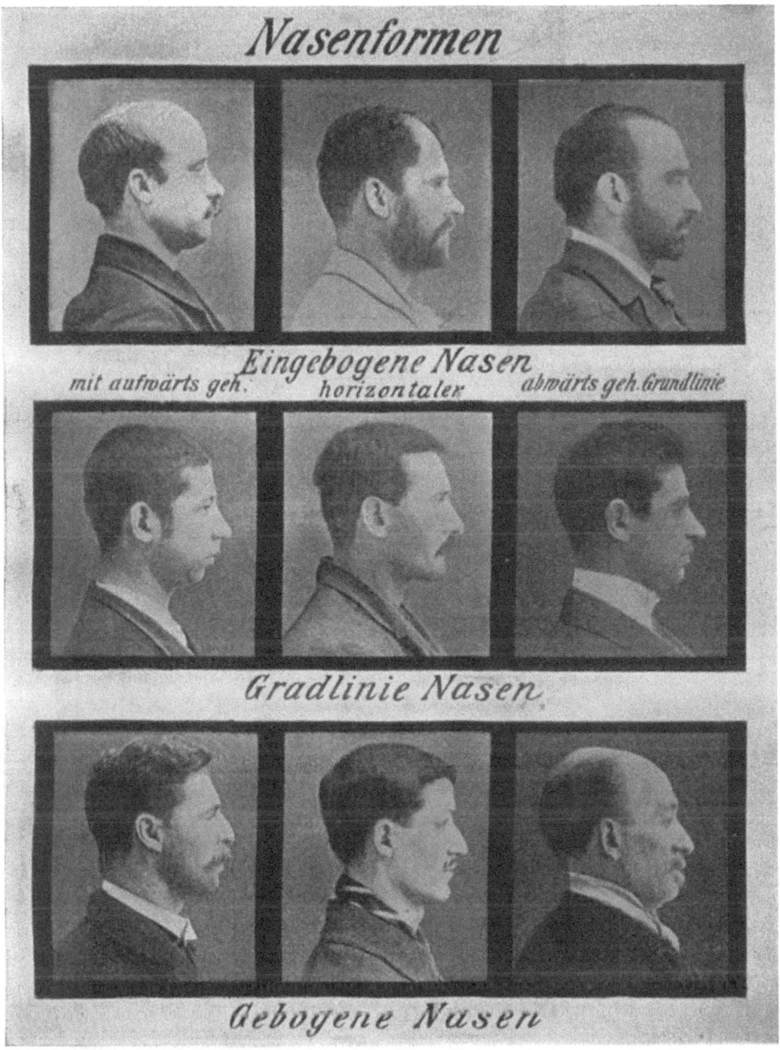
Nasenformen
Eingebogene Nasen
mit aufwärts geh.
horizontaler
abwärts geh. Grundlinie
Gradlinie Nasen
Gebogene Nasen

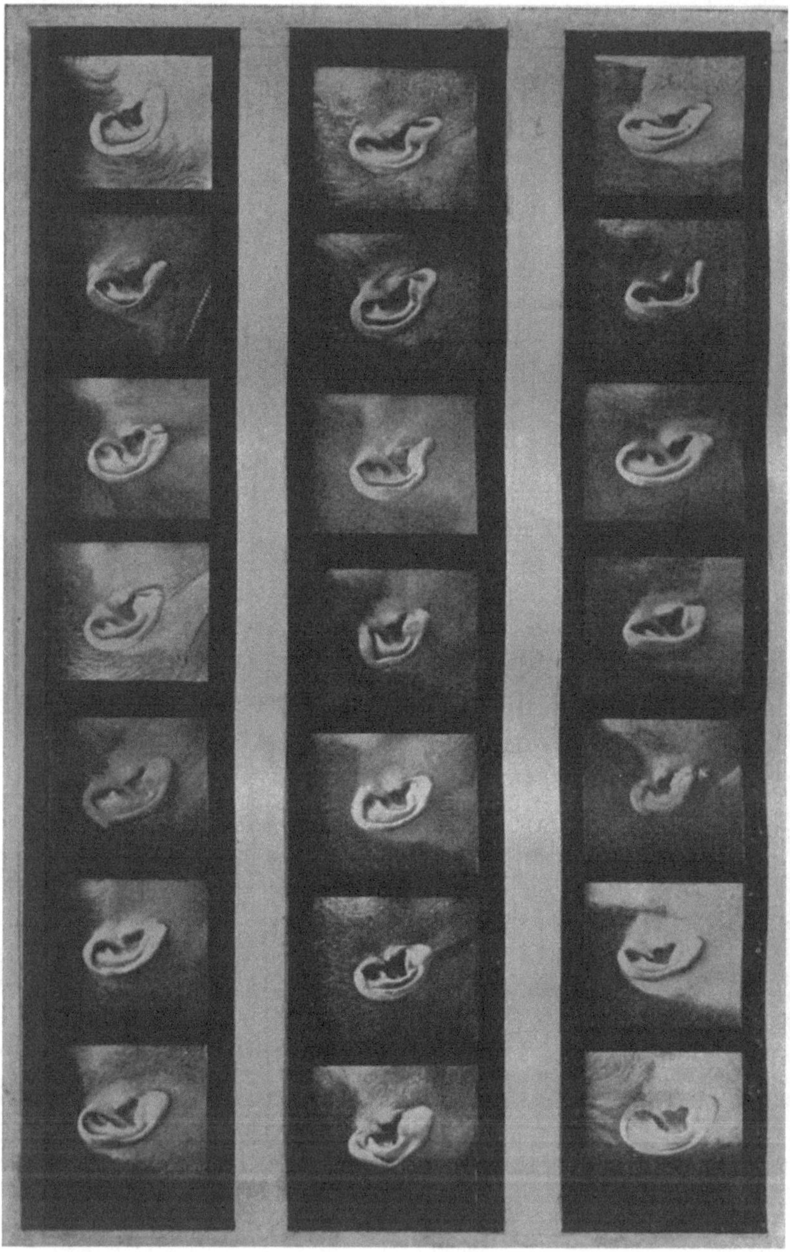

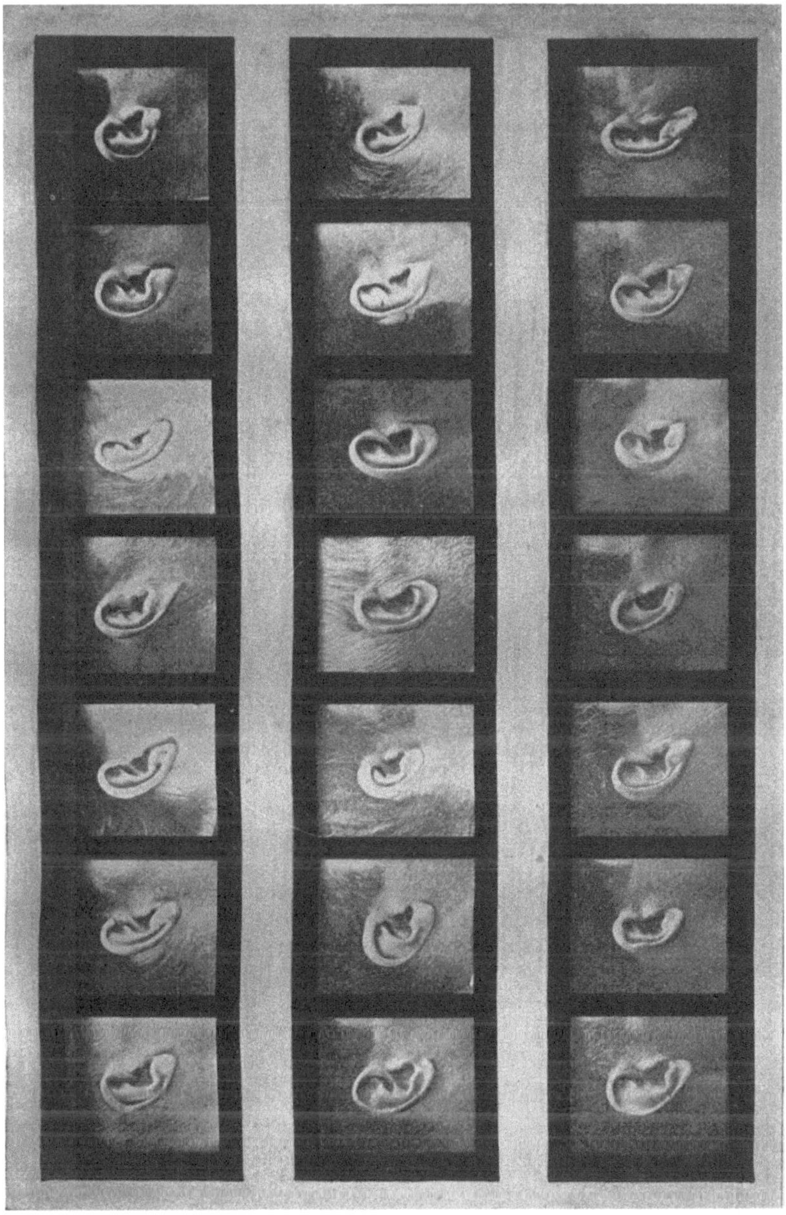

pl = platt
prl = parallel
pro = prognatisch
Pt = Punkt
pyram = pyramidenförmig
r = rechts
raut = rautenförmig
rd = rund
Rf = Ringfinger
rt = rot
rücklf = zurücklaufend
Rus = russischer Bart
s = stark
S = Stirn
Sb = Schnurrbart
Sch = Schulter, Schulterblatt
schf = schieferfarbig
schiel = schielend
Schl = Schläfe
sf = steif
Sh = Stirnhöcker
sm = schmal
sp = spitz
Sp = Spitze
ssp = sommersprossig
Ssp = Sommersprossen
st = struppig
stf = strahlenförmig
sz = schwarz
tat = tätowiert
Tart = Tartarenkopf
tf = tief
u = unten, untere
ubdk = unbedeckt
uf = unförmig
ug = umgebogen
Ukf = Unterkiefer
Ulp = Unterlippe
Utz = Unterzähne
v = voll
Vb = Vollbart
verb = verbunden
vg = vorgebogen, vorgewölbt
vk = verkrüppelt, verkümmert
vr = vorragend, vortretend
vs = vorspringend
vsm = verschmolzen
W = Warze
wh = weich
wl = wellig, wellenförmig
ws = weiss
wt = weit
Zf = Zeigefinger
zgk = zusammengekniffen
zgw = zusammengewachsen
zgz = zusammengezogen
zw = zwischen

Zeichen.

◡ bogenförmig
◠ bogenförmig bei den Augenbrauen
▽ dreieckig
(eingebogen
) gebogen, halbmondförmig
⌉ winklig gebogen
α vorn, vorwärts, vor
≻∘ hinten, rückwärts, hinter
○ kreisrund

Ø	fehlt, fehlend
7e	Halswirbel, der 7te
|	senkrecht
+×	kreuzförmig
|	Mittellinie
⌐	oberhalb, über
⌐	unterhalb, unter
\	schräg
/	zurückweichend
□	viereckig
∢	winklig
V	hinabsteigend, zwickelförmig
∟	rechtwinklig
—	zwischen, wagerecht

Zahlen.

1.	Augenklasse	I	und	pigmentlos	in der ersten Zone
2.	„	II	„	gelblich	
3.	„	III	„	gelbrot	
4.	„	IV	„	nussbraun	
5.	„	V	„	kastanienbraun	
6.	„	VI	„	im Umkreise schwarzbraun	

1. himmelblau	in der zweiten Zone der Regenbogenhaut des Auges.
2. veilchenblau	
3. schieferblau	

X. Die Messkarte.

Wie schon bemerkt, sind zwei Arten von Messkarten eingeführt: Modell A (M. A) für Messstationen ohne photographischen Apparat, auf welchen die Beschreibung die Photographie ersetzen muss, und Modell B (M. B) mit Photographie; die Rückseiten beider Modelle sind gleichlautend.

Ich lasse hier beide Modelle, ein und dieselbe Person betreffend, folgen

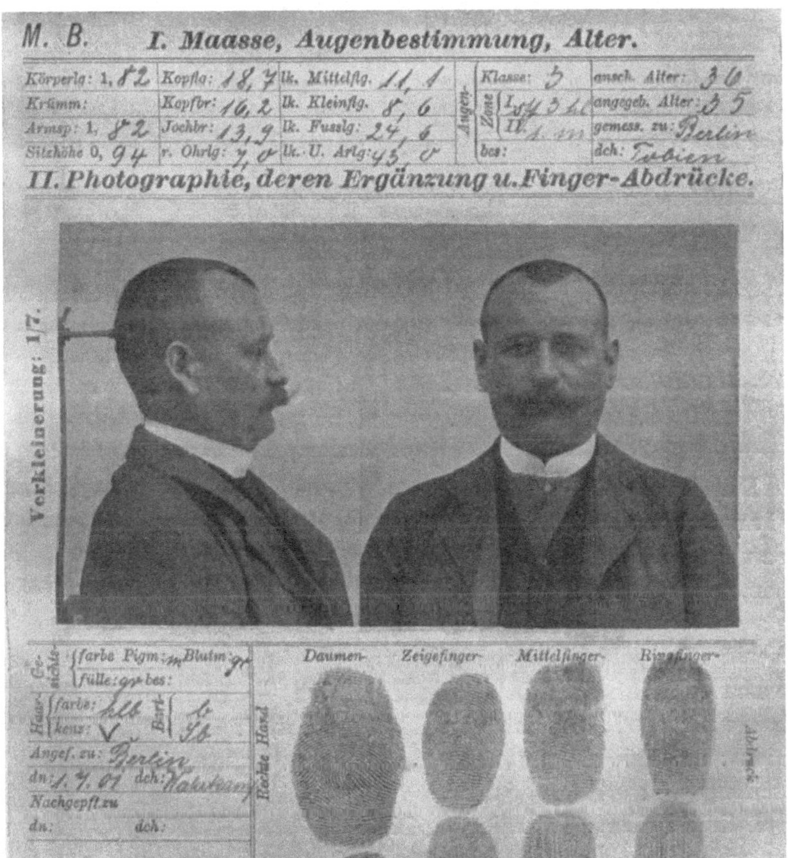

M. B. **I. Maasse, Augenbestimmung, Alter.**

			Augen-	
Körperlg: 1,82	Kopflg: 18,7	lk. Mittelfg. 11,1	Klasse: 3	ansch. Alter: 36
Krümm:	Kopfbr: 16,2	lk. Kleinfg. 8,6	Zone I	angegeb. Alter: 35
Armsp: 1,82	Jochbr: 13,9	lk. Fusslg: 24,6	Zone II	gemess. zu: Berlin
Sitzhöhe 0,94	r. Ohrlg: 7,0	lk. U. Arlg: 45,0	bes:	dch:

II. Photographie, deren Ergänzung u. Finger-Abdrücke.

Verkleinerung: 1/7.

Gesichts- farbe Pigm: Blutm: füllе: bes:

Haar- farbe: kens: Bart-

Angef. zu: Berlin

dn: 1. 7. 01 dch:

Nachgepft. zu

dn: dch:

Form. 1046.

Rechte Hand: Daumen Zeigefinger Mittelfinger Ringfinger

Tut. 42 — 13

Acten-Nr. ....

Name u. Vornamen:

Stand:

Spitzname: — Verbr. Kategorie:

geb. dn. — ten — 18 .... zu. — in

Staat u. Verwaltungsbezirk:

Vater: — Mutter:

todt — leb. .... in

verheirathet mit:

wohnhaft in — ergriffen in

Militär-Verhältniss: — Controlstelle:

Wie oft bestraft? — mit Gefg.? — Zuchthaus?

Jetzt verhaftet wegen:

Bemerkungen:

III. Narben und andere besondere Kennzeichen.

I. lk. Arm: tät bu u. rt. Tänzerin, 2 Zweige [illegible] u. a. n gl 4 [illegible] a, 5 Eg [illegible] u. u. n [illegible] 3/2, 2 [illegible] Hg [illegible]. n Kr 2 [illegible] ah, Hg [illegible] u. a. 2 Dgd vk.

II. r. Arm: tät bu u. rt. T. Zweig W. 1/88 [illegible] Armband [illegible] Zweig Hg [illegible]. Ring 1. Pfgd. [illegible] n+ 8/1½, Pf. Kn a. n [illegible] 1½, 1 Mfgd a. u. [illegible] Lf Hg a. Kf [illegible]. n Kr 1½ v ah, 3 Mfgd [illegible].

III. Gesicht und Hals: n gl 2, 4 [illegible] Nw. (W) bh, 5 [illegible] r Ab. n o 1/½, 2 [illegible] r Mw. n □, r Mw – Nf. Bn 2½, 4 [illegible] 7 [illegible] | 3.

IV Brust: Mn (Gestalt einer Maus) 5 Kk 5 |.

V. Rücken: n stf 4, 8 7 [illegible]

VI. Beine und Füsse: 1. Zehe r Fs [illegible]. Bn lk Fs. vk.

Bemerkungen:

Die Beschreibung (II) würde lauten: Augenbrauen: gross, S t i r n neigung: schräg, -Höhe: mittel, -Breite: mittel. A u g e n b r a u e n - Abstand: eng, -Ansatz: tief, -Richtung: schräg nach innen, -Form: geradlinig, -Behaarung: stark behaart u. s. w. N a s e n - Wurzel: mittel — gross, -Rücken: wellig. Besonderes: Nasenlöcher weit. F a l t e n - Stirn: 2 durchgehend, 1 halb u. s. w. R e c h t e s Ohr: Abstehen des Ohrs — oben und hinten. L i p p e n - Rand: schmal pp. H a a r - Farbe: hellblond, -Kennzeichen: zwickelförmig u. s. w.

Abteilung III:

I. linker Arm: Tätowierung blau und rot: Auf dem Oberarm vorn und aussen eine Tänzerin, unter ihr zwei Zweige.

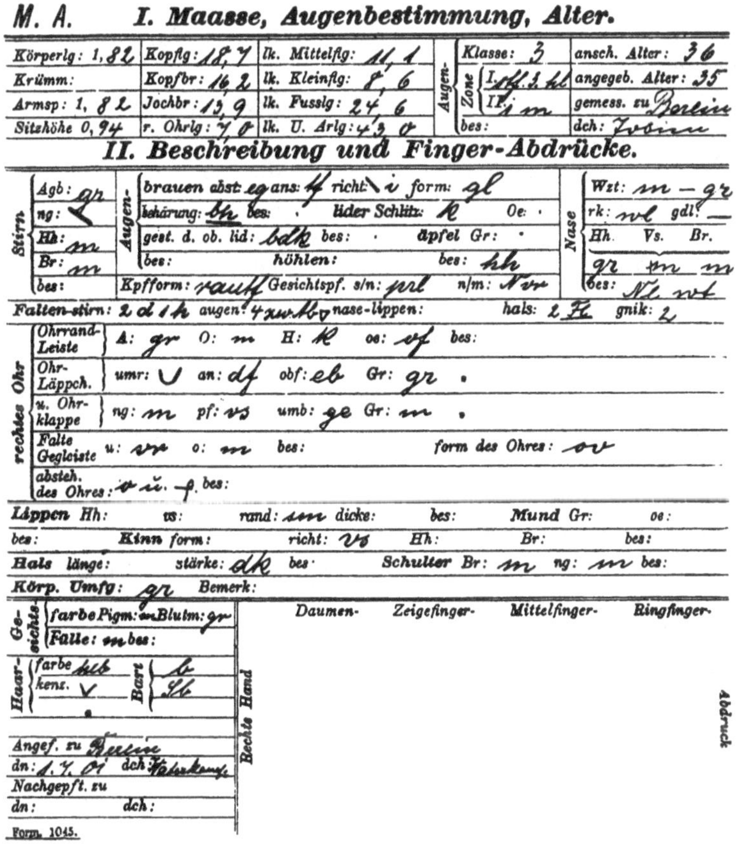

M. A. **I. Maasse, Augenbestimmung, Alter.**

Körperlg: 1,82	Kopflg: 18,7	lk. Mittelflg: 11,1	Augen-Zone I.	Klasse: 3	ansch. Alter: 36
Krümm:	Kopfbr: 16,2	lk. Kleinflg: 8,6			angegeb. Alter: 35
Armsp: 1,82	Jochbr: 13,9	lk. Fusslg: 24,6	II.		gemess. zu Berlin
Sitzhöhe 0,94	r. Ohrlg: 7,0	lk. U. Arlg: 43,0	bes:		dch:

II. Beschreibung und Finger-Abdrücke.

Stirn: Agb: gr; ng: ; Hh: m; Br: m; bes:
Augen-: brauen abst: eg; ans: ; richt: ; form: gl; behärung: ; bes: ; lider Schlitz: ; Oe: ; gest. d. ob. lid: ; bes: ; äpfel Gr: ; bes: ; höhlen: ; bes:
Nase: Wzt: m — gr; rk: ; gdl: ; Hh. Vs. Br.; bes:
Kpfform: ; Gesichtspf. s/n: ; n/m:
Falten-stirn: ; augen: ; nase-lippen: ; hals: ; gnik:

rechtes Ohr:
Ohrrand-Leiste: A: gr; O: m; H: ; oe: ; bes:
Ohr-Läppch.: umr: ; an: ; obf: ; Gr: gr
u. Ohr-klappe: ng: m; pf: ; umb: ; Gr: m
Falte Gegleiste: u: ; o: m; bes: ; form des Ohres:
absteh. des Ohres: ; bes:

Lippen Hh: ; vs: ; rand: ; dicke: ; bes: ; Mund Gr: ; oe:
bes: ; Kinn form: ; richt: ; Hh: ; Br: ; bes:
Hals länge: ; stärke: ; bes: ; Schulter Br: m; ng: m; bes:
Körp. Umfg: gr; Bemerk:

Gesichts-: farbe Pigm: ; Blutm: ; Falle: ; bes:
Haar-: farbe ; kenz. ; Bart
Angef. zu Berlin; dn: ; dch:
Nachgepft. zu; dn: ; dch:

Rechte Hand: Daumen- | Zeigefinger- | Mittelfinger- | Ringfinger- | Abdruck

Form. 1045.

Eine geradlinige 4 Centimeter lange, schräg nach aussen laufende Narbe, 5 Centimeter unterhalb des Ellenbogengelenks, vorn und innen.

Eine winklige Narbe, der eine Schenkel 3, der andere 2 Centimeter lang, 2 Centimeter über dem Handgelenk hinten.

Eine krumme nach oben ausgehöhlte 2 Centimeter lange Narbe auf dem Handgelenk vorn und aussen.

Das zweite Daumenglied verkrüppelt.

II. rechter Arm: Tätowierung blau und rot: Auf dem Unterarm vorn ein Herz, links davon ein J., rechts ein W., darunter die Jahreszahl 1882. Auf dem Handgelenk hinten ein Armband mit Herz. Auf dem ersten Ringfingergliede hinten ein Ring. Eine kreuzförmige Narbe, der eine Schenkel 3 Centimeter, der andere

$1^1/_2$ Centimeter lang auf dem Ringfingerknöchel aussen. Eine ovale $1^1/_2$ Centimeter lange Narbe, auf dem 1. Mittelfingergliede aussen und vorn.

Ein starker Leberfleck auf dem Handgelenk aussen.

Der kleine Finger fehlt.

Eine krumme, nach oben ausgehöhlte, $1^1/_2$ Centimeter lange Narbe auf dem dritten Mittelfingergliede vorn.

III. Gesicht und Hals: Eine geradlinige 2 Centimeter lange Narbe, 4 Centimeter oberhalb der Nasenwurzel. Eine schwache, behaarte Warze, 5 Centimeter oberhalb der rechten Augenbraue. Eine kreisrunde $1^1/_2$ Centimeter im Durchmesser grosse Narbe, 2 Centimeter oberhalb des rechten Mundwinkels. Eine viereckige Narbe zwischen dem rechten Mundwinkel und Nasenflügel. Eine Brandnarbe, $2^1/_2$ Centimeter im Durchmesser, 4 Centimeter oberhalb des Halswirbels, und 3 Centimeter rechts von der Mittellinie.

IV. Brust: Ein Muttermal in Gestalt einer Maus, 5 Centimeter unterhalb des Kehlkopfes, 5 Centimeter links der Mittellinie.

V. Rücken: Eine strahlenförmige Narbe, 4 Centimeter lang, 8 Centimeter unterhalb des Halswirbels.

VI. Beine und Füsse: Die erste Zehe des rechten Fusses fehlt. Eine starke Brandnarbe auf dem linken Fussrücken.

XI. Das Signalement.

Angesichts der grossartigen Erfolge, welche mit der Körpermessung der Verbrecher erzielt worden sind, der absoluten Sicherheit, mit welcher die Identität festgestellt wird, erscheint es angebracht, noch einmal auf die Hilfsmittel zurückzukommen, welche bisher den Behörden bei der Fahndung zu Gebote standen und zum grössten Teil noch stehen: der Steckbrief und das Signalement.

Jeder im praktischen Leben stehende Polizeibeamte weiss, dass es ihm an der Hand der den Steckbriefen beigegebenen Signalements unmöglich ist, die gesuchte Person nach derselben ausfindig zu machen, da es ihm nach dem bisher gebräuchlichen Signalementsformular völlig überlassen ist, sich ein Bild des Gesuchten in seiner Phantasie auszumalen, wenn er bei der Unzulänglichkeit des Formulars hierzu überhaupt im Stande ist.

In ein und demselben Exemplar des deutschen Fahndungsblattes finde ich folgende Beschreibungen von je zwei gesuchten Personen:

1,68 gross	1,68 gross
untersetzt	untersetzt
dunkelblond	blond
blonder kurzer Schnurrbart	kleiner blonder Schnurrbart
frische Gesichtsfarbe	gesunde Gesichtsfarbe

In einer anderen Nummer desselben Blattes:

46 Jahr alt	46 Jahr alt
1,70 gross	1,65 gross
kräftig, breit	untersetzt
blond	blond
grau	blau
Schnurrbart	Schnurrbart
ovale Gesichtsbildung	runde Gesichtsbildung
gesunde Gesichtsfarbe	gesunde Gesichtsfarbe

In einer dritten Nummer:

30 Jahre alt	26 Jahr alt
1,70 gross	1,68 gross
kräftig	gesetzt
blond	blond
graublau	graublau
kleiner blonder Schnurrbart	kleiner blonder Schnurrbart
rundes Gesicht	breites Gesicht
gesunde Gesichtsfarbe	gesunde Gesichtsfarbe

Sollte man nicht meinen, die Beschreibungen beträfen stets ein und dieselbe Person? Und doch sind immer zwei verschiedene Personen gemeint, die von zwei verschiedenen Behörden gesucht werden.

Aber auch zur Feststellung der Identität einer verhafteten Person reicht das Signalement nicht aus, da in der ganz allgemein gehaltenen Beschreibung jegliches Charakteristikum fehlt. Wie häufig kommt es vor, dass der Ergriffene den Einwand erhebt, er könne, obwohl er den Namen und das Nationale des Verfolgten trüge, nicht identisch mit jenem sein, da er sich keiner Strafthat bewusst sei; es müsse ein anderer sich seinen Namen beigelegt haben.

Soll ein Unschuldiger tagelang festgehalten werden, soll ein Schuldiger entlassen werden? Tage können vergehen, ehe die Identität festgestellt wird, denn das Signalement hebt mit seiner nichtssagenden, oberflächlichen Beschreibung selten die obwaltenden Zweifel.

Es fehlte bisher jede Regel zur Aufnahme eines Signalements; sollte es nicht an der Zeit sein, an der Hand der Bertillon'schen Körpermessung und Signalementslehre, wie sie sich in der Messkarte darstellt, eine neue Personenbeschreibung einzuführen?

Bertillon verlangt von dem Beamten, dass er jeden zu beschreibenden Teil auf das Vorkommen der bestimmten Form und Besonderheiten prüft und diese angiebt. Es muss immer wieder darauf hingewiesen werden, dass es nicht zwei in ihrem Aeusseren so übereinstimmende Personen giebt, auf welche ein nach dem Bertillon'schen System aufgenommenes Signalement in allen Formen und Einzelheiten zuträfe.

Die Personalbeschreibung würde analog der Bertillon'schen Signalementslehre bei weitem mehr ins Einzelne gehen müssen, wie es das jetzt gebräuchliche Formular thut. Ausser der Gestalt im allgemeinen wären noch zu beschreiben:

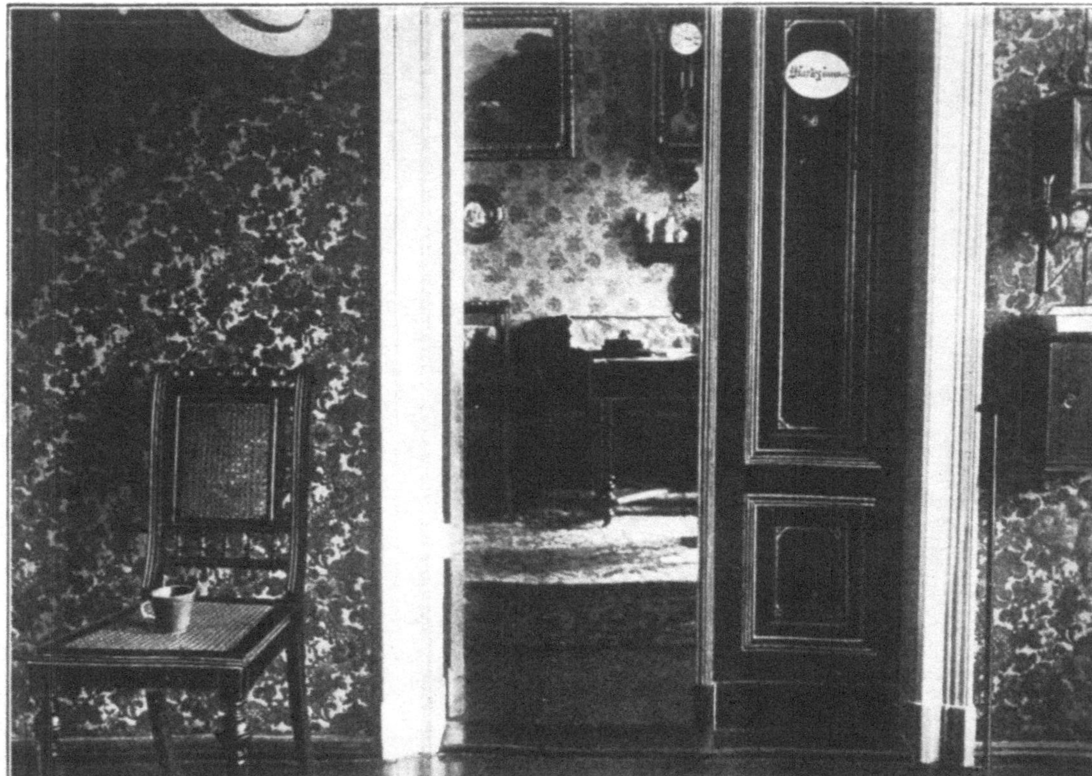

Aufnahme eines Zimmers I.

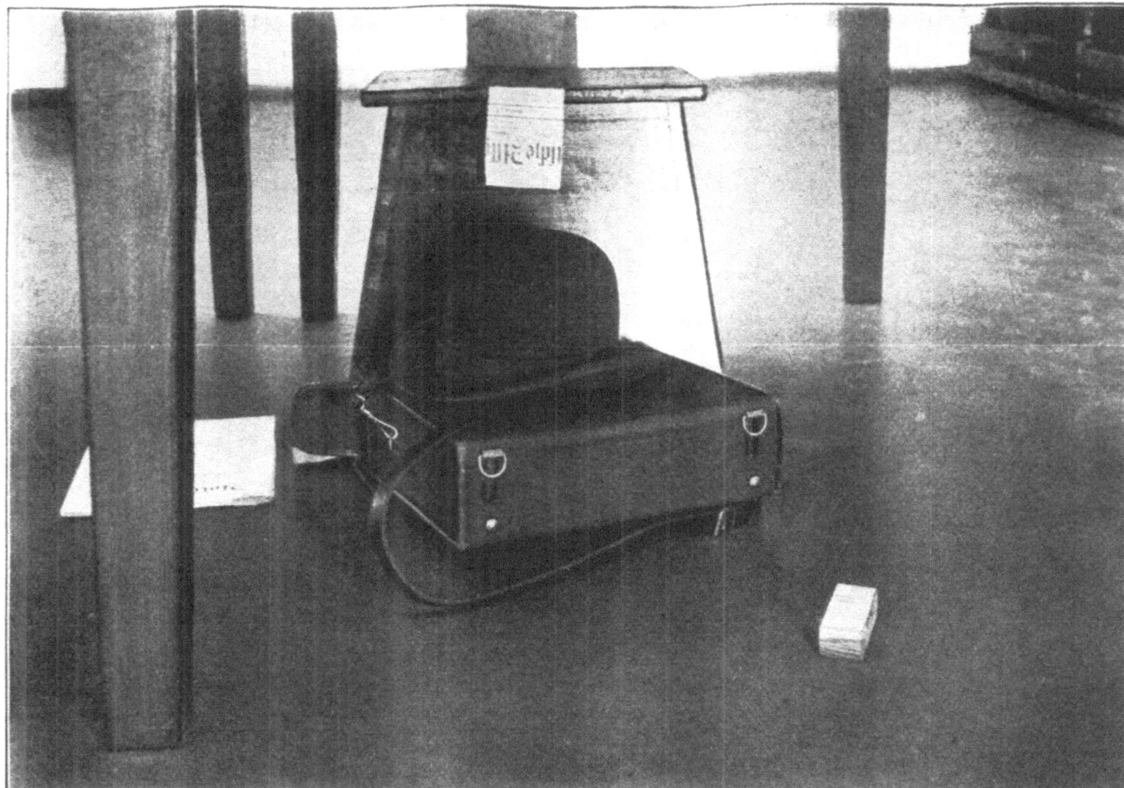

Aufnahme eines Zimmers II (mit Blitzlicht aufgenommen).

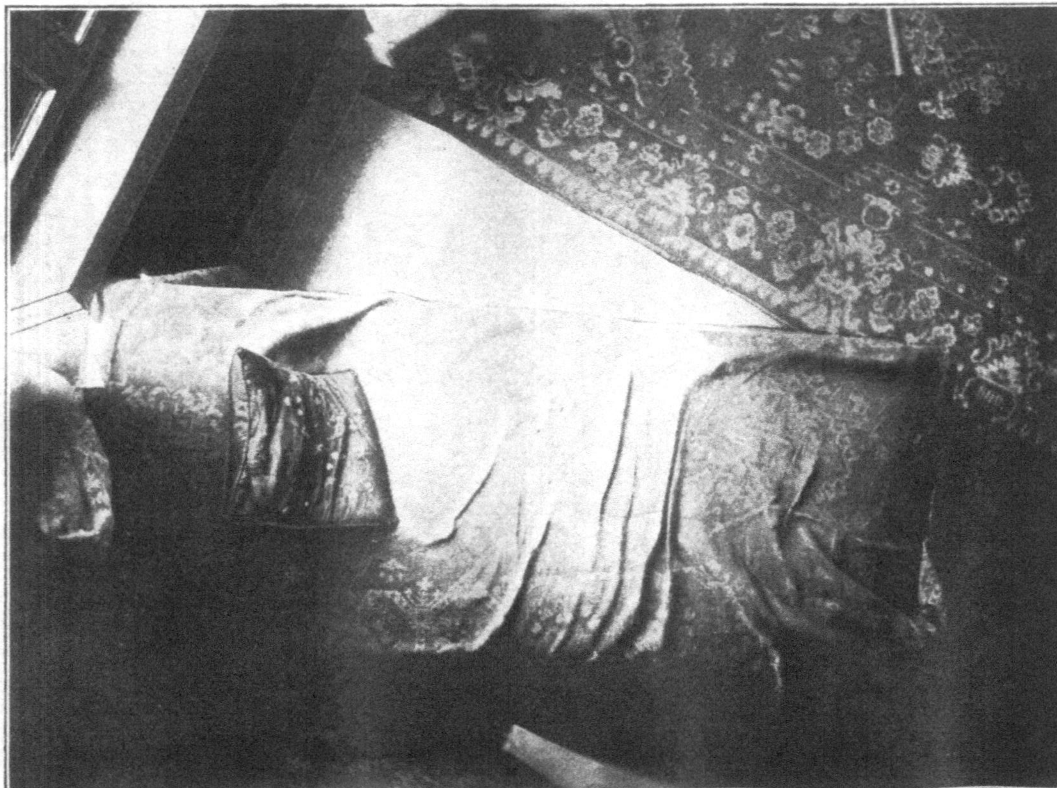

Aufnahme eines Zimmers III: Charakteristische Falten einer Divandecke.

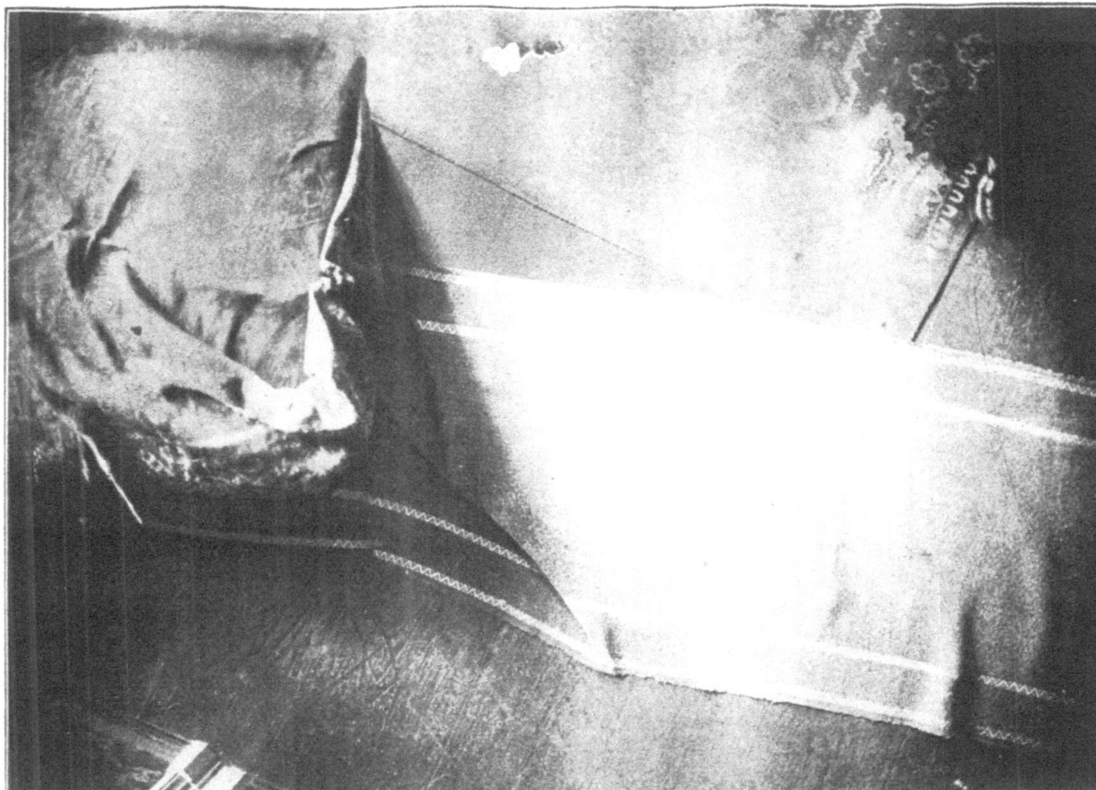

Aufnahme eines Zimmers IV: Charakteristische Falten eines Zimmerläufers.

Die Schultern (Breite, Neigung, Besonderes),
Körperumfang (im Verhältnis zur Körperlänge),
Haar (Farbe, Wellung, Scheitelung, Schnitt, Fülle, Mangel),
Bart (Farbe, Beschaffenheit, Form),
Gesicht (Farbe, Form, Fülle, Besonderes),
Stirn (Höhe, Breite),
Augenbrauen (Abstand von einander, Behaarung),
Auge (Farbe der Iris, Flecken),
Nase (Breite, Vorsprung, Spitze),
Ohren (Grösse, Breite, Besonderes),
Mund (Grösse, Besonderes),
Zähne (Vollständigkeit, Lücken),
Kinn (Breite),
Hände (Grösse, Beschaffenheit),
Füsse (Länge, Breite),
Gang (Art, ob langsam oder schnell, leicht oder schwerfällig),
Körperhaltung (aufrecht oder gebeugt, seitwärts geneigt, Kinn auffallend vorgestreckt),
Sprache (Art, ob fliessend, stockend, sehr langsam, sehr schnell, lispelnd, Mundart, fremde Sprachen),
Geberdenspiel und auffällige Bewegungen,
Besondere Kennzeichen (a) Gesicht und Hals, b) Hände, c) Beine und Füsse: Warzen Narben, Leberflecke, Muttermale, Pickel, Kropf, Verkrüppelungen),
Bekleidung (ausser den gewöhnlichen Kleidungstücken, ob Kneifer, Brille, Stock, Schirm, Uhr mit Kette, Trau-, Siegelring getragen wird),
Eigenheiten (hinsichtlich des Essens, Trinkens, Rauchens, Besuchs von Lokalen).

Wenn an die Einführung eines derartigen Signalements hinsichtlich der Ermittelung von gesuchten Verbrechern auch nicht allzu grosse Hoffnungen zu knüpfen wären, so würde es aber sicherlich unschätzbare Dienste bei Feststellung der Identität einer ergriffenen Person leisten, und damit wäre schon viel gewonnen.

Der idealste Steckbrief würde derjenige sein, welcher neben der genauen Personalbeschreibung die Photographie des Gesuchten und die anthropometrischen Masse aufführte. Bis jetzt habe ich derartige Steckbriefe aber erst einmal gelesen; sie waren von der Polizeibehörde zu Buenos-Aires erlassen.

XII. Die Photographie bei der Thatbestandsaufnahme.

Nirgends ist die Photographie nützlicher und notwendiger, als bei der Thatbestandsaufnahme bei Kapitalverbrechen. Hat sie sich bei der Personenfeststellung häufig unzuverlässig erwiesen, und hat es erst der Zuhilfenahme der Körpermessung bedurft, um sie für die gerichtliche Polizei völlig nutzbar zu machen, so ist sie bei Aufnahme eines Thatbestandes dafür zuverlässiger, ja unwiderlegbar.

Wie häufig kommt es vor, dass bei einem Morde der Körper des Ermordeten hin und her gewendet, aus seiner ursprünglichen Lage entfernt und womöglich an einer anderen Stelle versehentlich niedergelegt wird.

Nichts Seltenes ist es ferner, dass in der ersten Aufregung Gegenstände, welche im Zimmer umherlagen, von hinzugekommenen Personen und auch wohl von den berufenen Beamten von ihrer Stelle fortgenommen, besichtigt und anderswohin gestellt werden.

Ich entsinne mich eines Falles, in welchem in der Wohnung des Ermordeten von den Kriminalbeamten sämtliche Schubkästen aufgezogen vorgefunden wurden, so dass darnach auf einen Raubmord geschlossen werden musste. Es wurden ferner Blutspuren vorgefunden, die zweifellos von einer Person herrührten, welche in die Blutlache getreten sein und somit mit dem Morde im engsten Zusammenhange stehen musste.

Und doch hatten alle diese auffallenden Umstände nichts mit dem Morde zu thun, wie sich später herausstellte.

Dritte Personen hatten, ohne die Feststellung des Thatbestandes abzuwarten, die Schubkästen aufgezogen, um sich zu überzeugen, ob und was vom Mörder geraubt sei, und waren hierbei in das Blut getreten.

Was für Trugschlüsse und bedenkliche Konsequenzen daraus entstehen können, liegt auf der Hand. Schon der Umstand, dass mit dem Mobiliar im Zimmer umhergerückt wird, dass Kissen verschoben, Falten verzerrt werden, kurz, die geringfügigste Veränderung des Thatortes vorgenommen wird, kann unabsehbare Folgen haben.

Noch mehr Unheil kann aber entstehen, wenn versucht wird, nach dem Gedächtnisse den Thatort zu rekonstruieren oder nach dem Gedächtnisse den Thatort zu skizzieren. Es werden fast immer hierbei Fehler gemacht werden, die nur in den seltensten Fällen verbessert werden können.

Ein Beamter, welcher in dem Zimmer des Ermordeten stundenlang verweilt hatte, fertigte in seinem Amtszimmer einen Situationsplan des Thatortes an. Er zeichnete u. a. die Stellung eines Stuhles ein als neben dem rechten Fenster stehend und glaubte, seiner Sache absolut sicher zu sein, bis die Photographie, die gleich beim ersten Betreten des Raumes durch die Polizei aufgenommen worden war, ihn belehrte, dass dort überhaupt kein Stuhl gestanden hatte.

Wichtig erscheinende Momente prägen sich eben leichter dem Gedächtnisse ein, nebensächliche weniger. Kann aber von Anfang an gesagt werden, was für den Gang der Untersuchung nebensächlich ist?

Die Lage der Leiche, die Haltung der Hand, die Art der Blutflecken, die Beschaffenheit und Verfassung der Kleider des Ermordeten, der Stand der Möbel und sonstigen Utensilien im Zimmer, kurz, alles und jedes kann zur Beurteilung der That ausschlaggebend sein.

Es ist deshalb dringend anzuraten, ohne Verzug, nachdem der Tod der Person festgestellt ist, den Thatort zu photographieren. Konnte es nicht vermieden werden, denselben in seiner ursprünglichen Verfassung zu belassen, so ist er so wiederherzustellen, wie er vorgefunden wurde.

Man begnüge sich nicht mit einer Aufnahme, da schon eine zu kurz oder zu lang bemessende Expositionszeit dieselbe illusorisch machen kann; man photographiere auch nicht allein den leblosen Körper und seine nächste Umgebung, sondern womöglich das ganze Zimmer in seinen einzelnen Teilen.

Die Berliner Kriminalpolizei ist zu diesem Zwecke zunächst mit einem grossen photographischen Apparate, einer sogenannten Reisecamera ausgerüstet, die auf ein bis auf drei Meter ausziehbares Leiterstativ befestigt wird. Mittelst einer besonderen Vorrichtung kann sie umgeklappt werden, so dass das Objektiv nach unten gerichtet ist. Wenn es sich irgend ermöglichen lässt, wird das Stativ unmittelbar über dem zu photographierenden Gegenstande — namentlich wenn es sich um eine Leiche und deren nächste Umgebung handelt — aufgerichtet oder, wenn dies nicht angängig ist, in die nächste Nähe gerückt. Der Beamte, welcher den Ballonverschluss des Objektivs bedient, steht hierbei auf der Leiter.

Ausgezeichnete Dienste leistet dieser Apparat im Freien, in Kellergewölben und in geräumigen Zimmern, dessen einzelne Teile auch mit ihm aufgenommen werden können.

In kleinen Räumen, engen Korridoren, niedrigen Küchen, mit Hausrat angefüllten Stuben und Kammern, bei Objekten, welche z. B. unter einem Tische liegen und an welche man den Apparat nicht weiter wie höchstens 2 Meter entfernt aufstellen kann, ist jene Reisecamera wegen der zu grossen Brennweite ihres Objektivs nicht zu verwenden. Von einem zu photographierenden Körper würde nur der zunächst liegende Teil: ein Fuss, ein Arm u. s. w. auf die Platte kommen.

Für diesen Fall ist die Berliner Kriminalpolizei mit einer sogenannten Handcamera versehen, welche sowohl auf ein mit einer Kippvorrichtung versehenes Stativ geschraubt, als auch auf einen beliebigen feststehenden Gegenstand, wie Stuhl und Fussbank gesetzt und von hier aus dirigiert werden kann.

Nur in dem äussersten Notfalle soll die Camera bei der Aufnahme in der Hand gehalten werden. Der menschliche Körper vibriert und dem Herzschlage unausgesetzt, und es wird, namentlich bei der Nähe des zu photographierenden Objekts, sehr selten ein scharfes Bild geben.

Geschieht eine Aufnahme im Freien, wird man fast immer gutes Licht haben; in dunklen Räumen muss man zum Blitzlicht greifen, wozu Magnesiumpulver verwendet wird, das mittelst eines besonderen Apparates in eine offene Flamme geblasen wird und ein intensiv weisses Licht hervorruft. Sorgt man dafür, dass das Licht nicht direkt ins Objektiv fällt, so wird man ganz vorzügliche Aufnahmen erzielen.

Auch bei Einbrüchen wird die Photographie unter Umständen ausserordentliche Dienste leisten.

Sind durch die Einbruchswerkzeuge an Thüren oder am Mobiliar charakteristische Merkmale eingeprägt, die bei der späteren Reparatur vernichtet werden würden, so empfiehlt es sich, sie zu photographieren. Die Scharten des Brecheisens, die stärkere und geringere Schärfe der letzteren, sowie seine Breite lassen ganz bestimmte, nicht zu verwechselnde Eindrücke zurück (Tafel I u. II).

In einer grösseren Provinzialstadt wurde eine Reihe von Einbrüchen ausgeführt, bei welchen ein Brecheisen benutzt wurde, das, wie aus den feinen Rissen in den zurückgelassenen Spuren hervorging, kleine Scharten haben musste. Nach einiger Zeit wurde ein Einbrecher in flagranti festgenommen, von welchem die Polizei annahm, dass er die sämtlichen vor kurzem ausgeführten Einbrüche verübt habe. Ausser dem Brecheisen waren aber andere Ueberführungsstücke nicht vorhanden. Der Festgenommene bestritt seine Thäterschaft aufs entschiedenste.

Es kam nun darauf an, festzustellen, ob das ihm abgenommene Brecheisen die Spuren, welche bei den anderen Einbrüchen zurückgeblieben waren, verursacht haben m ü s s e , oder ob nicht auch ein anderes Brechinstrument dabei verwendet worden sein könne.

Mit blossem Auge liess sich Bestimmtes nicht erkennen, doch schienen die Scharten genau auf die Risse des losgebrochenen Holzes zu passen. Der Untersuchungsrichter sandte nun die ganzen Sachen dem Berliner Polizei-Präsidium zur Begutachtung zu. Zunächst wurden das Brecheisen und die Holzteile in ihrer natürlichen Grösse photographiert, wobei die feinen Risse und die sonstigen dem Auge entgangenen Beschädigungen der Bruchstelle, sowie die Unebenheiten des Brecheisens klar zu tage traten. Dann wurden Holzteile und Brecheisen um das Dreifache photographisch vergrössert, und hierdurch war aufs unzweideutigste bewiesen, dass nur das eingesandte Eisen die fraglichen Spuren im Holze zurückgelassen haben konnte. Wären nämlich Differenzen gewesen zwischen Brecheisen und Holz, so hätten diese jetzt, dreifach vergrössert, also deutlich wahrnehmbar sein müssen. Aber auch bei der erwähnten Vergrösserung passte jede Unebenheit des Brecheisens in die entsprechenden Risse des Holzes.

Aehnlich wird die Photographie bei Urkundenfälschungen, bei Feststellung von Radierungen und anderen Veränderungen auf Schriftstücken angewandt.

Sehr interessant ist die Untersuchung von Schusswaffen und Kugeln bezüglich ihrer Zusammengehörigkeit. Selbst der Laie sieht zunächst der Kugel an, welches Kaliber die Waffe besessen haben muss, die sie entsandt hat. Schwieriger aber ist die Feststellung, in welcher Form der Drall des Laufes eingeschnitten gewesen war, und ob er die Eindrücke, welche die Kugel deutlich zeigt, h e r v o r -

gerufen haben muss. Da die Waffe nicht zertrümmert werden darf, der Durchblick durch den Lauf aber höchstens eine oberflächliche Schätzung seines inneren Aussehens gestattet, wird der Lauf mit fliessendem Schwefel ausgegossen, der jede Unebenheit desselben genau in sich aufnimmt. Nach seinem Erkalten wird er mit einer besonderen Vorrichtung herausgedreht und seine Oberfläche photographiert. Es tritt nun nicht nur der Drall des Laufes, sondern auch jede Schramme des Inneren deutlich zu tage, so dass beim Vergleich mit den charakteristischen Zeichen der ebenfalls photographierten Kugel ein sicheres Urteil, ob sie aus der betreffenden Waffe stammt, abgegeben werden kann.

XIII. Anleitung

zur Aufnahme von Fussspuren.

In seinem Werke „Handbuch für Untersuchungsrichter" weist Dr. Hanns Gross auf die Bedeutung der etwa bei einem Kapitalverbrechen zurückgelassenen Fussspuren und auf die Notwendigkeit, sie abzuformen, hin.

Von vornherein aber giebt er diese Abformung als gar nicht so einfach zu und rät, da bei den hierbei vorzunehmenden Manipulationen selbst bei grosser Geschicklichkeit und Sorgfalt leicht ein Unfall passieren könne, vorerst alles zu thun, was möglich ist, um eine Darstellung der Spur zu haben, ohne sie überhaupt erst zu berühren, also: genaues Beschreiben, Abzeichnen, Abmessen und Einsetzen der gefundenen Masse in die Skizze.

Ausdrücklich warnt der Verfasser an der Hand eines Beispiels davor, die Spur aus der Erde herauszustechen und sie transportieren zu wollen. Es sei fast immer mit Sicherheit darauf zu rechnen, dass sie beim Transport zu Grunde gerichtet wird.

Dr. Hanns Gross führt nun verschiedene Methoden zur Abformung auf, die andere Autoren anraten.

Nach Hugoulin soll über der Spur ein Rost angebracht werden, auf welchen ein Stück Eisenblech, etwas grösser als die Spur selbst, gelegt wird. Auf dies Blech kommen glühende Kohlen, die so lange liegen bleiben, bis die ganze Spur tüchtig erwärmt ist. Dann kommen Rost, Blech und Kohlen weg, und bringt man in die Spur so viel fein verteilte Stearinsäure, als das erwärmte Material, woraus die Spur besteht, aufzusaugen vermag.

Aber Dr. Hanns Gross schon weist auf die Nachteile dieses Verfahrens, welche namentlich in der Beschaffung des notwendigen Materials, namentlich des geeigneten Stearins und dem Umstande bestehen, dass eine Spur in Erde oder Lehm durch so plötzliches und gewaltsames Austrocknen ihre Form sehr wesentlich und unregelmässig ändern wird, so dass die erhaltene Stearinspur keine Ansprüche auf Verlässlichkeit stellen darf. Für Spuren im Schnee empfiehlt Hugoulin die Anwendung von Tischlerleim. Nach dem im Dr. Gross'schen Handbuche wiedergegebenen Rezepte soll gewöhnlicher Tischlerleim genau so gekocht werden, wie ihn der Tischler für seine Arbeiten braucht, nur etwas dicker. Man soll nun so lange warten, bis der Leim soweit erkaltet ist, dass er gerade erstarren will. „In diesem übrigens nicht so leicht zu erhaschenden Augenblick wird der Leim in die Spur gegossen. Er erstarrt ziemlich bald zu einer halbfesten sulzigen Masse und kann nun aus der Spur herausgenommen werden. Hat man den richtigen Moment im Erkalten des Leimes getroffen, so gelingt es wirklich, auch im Schnee, ganz vorzügliche Abgüsse zu machen, da die Kälte des Schnees der lauen Leimflüssigkeit so rasch Wärme entzieht, dass das Leimwasser eher erstarrt als der Schnee schmilzt."

Es wird aber auch hier auf die Nachteile dieses Verfahrens hingewiesen, namentlich, dass die Leimform nicht genau ist, dass z. B. etwas undeutliche Eindrücke von Nägeln nicht wiederkommen, und dass die Leimform sich beim Trocknen verkleinert, verzieht und verkrümmt.

Schliesslich giebt Dr. Hanns Gross selbst noch eine Anleitung zur Aufnahme von Fussspuren, die von allen Methoden bei weitem die beste ist, schon deshalb, weil sie im grossen und ganzen mit einem einheitlichen Materiale, dem überall leicht zu beschaffenden Gips arbeiten lässt. Aber seine Methode setzt eine nicht unbedeutende Gewandtheit und ziemliche Uebung voraus, die nicht jeder Polizeibeamte, jeder Gendarm besitzt.

Ich muss gestehen, dass mir sowohl wie meinen Beamten manche Aufnahme nach jener Anleitung missglückt ist, was stets gleichbedeutend mit der Vernichtung der Spur war. Letzteres hatte freilich nicht viel zu bedeuten, da die Spuren ad hoc hergestellt worden waren; fataler wäre die Sache im Ernstfalle gewesen.

Soviel stand aber fest, dass für die verschiedensten Erdarten nicht der gleiche Gipsbrei benutzt werden durfte. Für Schneespuren fehlt überhaupt jede Anweisung.

Da allen von uns erzielten Resultaten Mängel anhafteten, die den Wert der Abdrücke erheblich herabgedrückt hatten, setzte ich mich mit einer grossen Firma in Verbindung, welche nahezu Weltruf hat, und namentlich im Modellieren von Körperteilen Unübertroffenes leistet.

Meine Vermutung, dass die Art der Aufnahme von Fall zu Fall sich ändern, namentlich sich dem jedesmaligen Erdreiche anpassen müsse, fand ich nun bestätigt. Nachstehende Regeln sind von mir ausprobiert, bei ihrer genauen Befolgung werden unzweifelhaft gute Resultate erzielt werden.

Von vornherein sei bemerkt, dass, wenn irgend erhältlich, bester Modellgips, sogenannter Alabastergips, zu den Abgüssen verwendet werden kann. Er muss ganz trocken sein, damit er im Wasser nicht klumpig wird. *Niemals giesse man Wasser in Gips*; es wird vielmehr der Gips in eine Schüssel mit Wasser (ungefähr /₂ Liter für jeden Abdruck) lose, locker und gleichmässig hineingestreut, so dass er sofort aufgesogen wird. Erst wenn das nachfolgend näher angegebene Quantum hineingethan ist, wird die Masse mit einem Löffel umgerührt und gut gequirlt, so dass kein Klümpchen zurückbleibt, vielmehr eine gleichmässige, sahnenähnliche Flüssigkeit entsteht.

Nach diesem Umrühren darf weder Gips noch Wasser hinzugethan werden, weil die Masse dadurch unfehlbar ihre Bindefähigkeit einbüssen würde. Stellt sich heraus, dass das angerichtete Material zu dünn oder zu dick geworden ist und deshalb nicht benutzt werden kann, so ist es fortzugiessen und neues anzusetzen.

Niemals darf ferner die flüssige Masse in die Fussspur *gegossen* werden, die schwachen Konturen des Abdrucks würden ver-

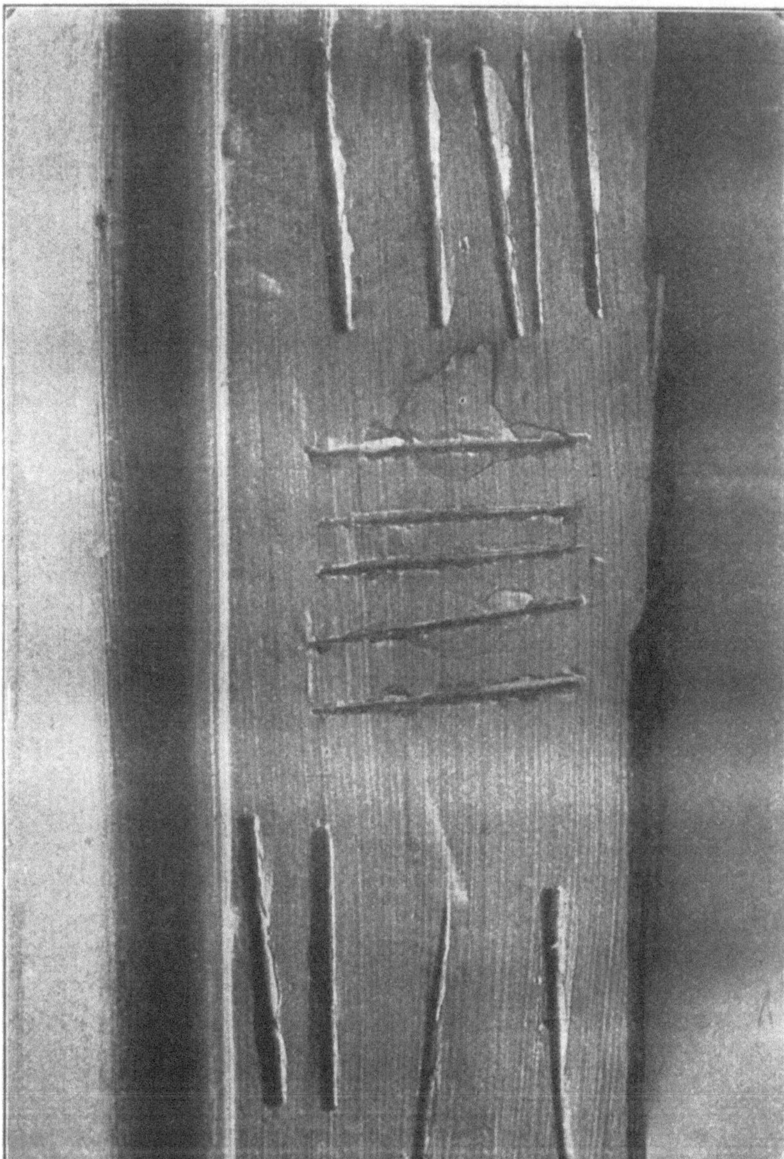

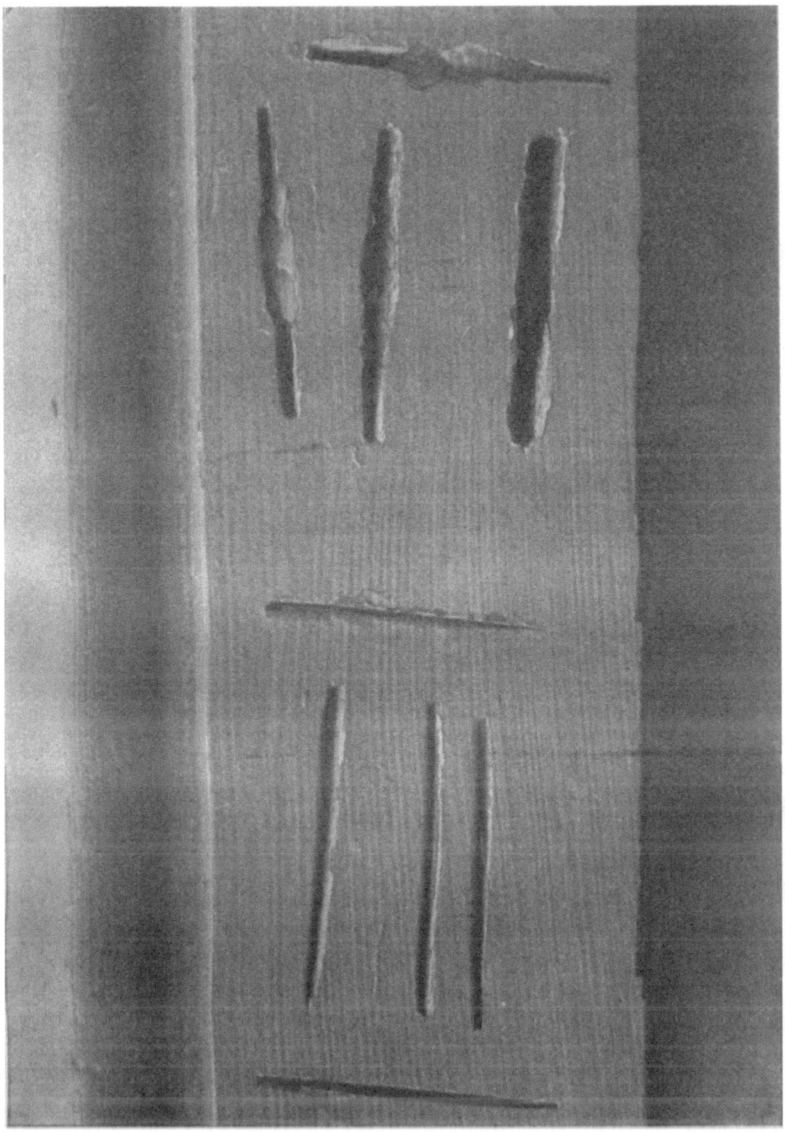

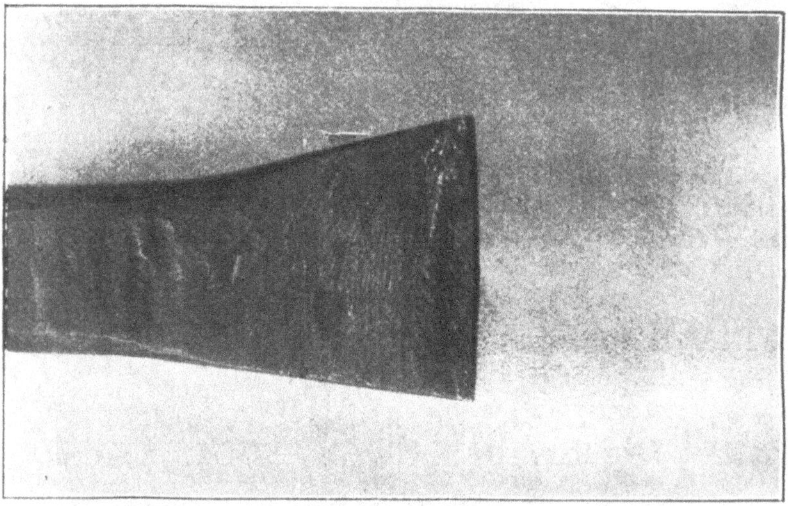

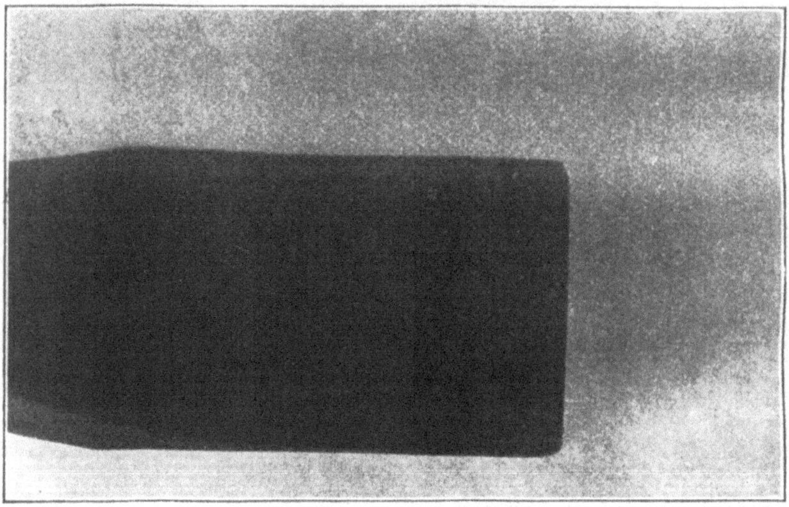

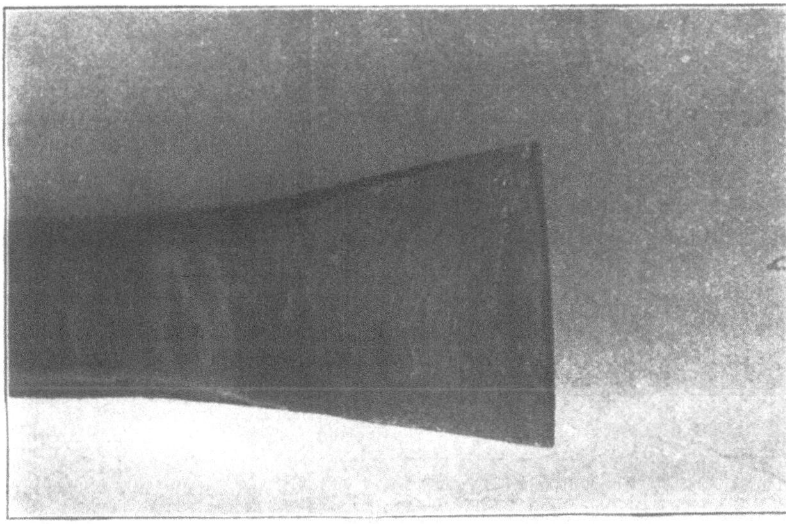

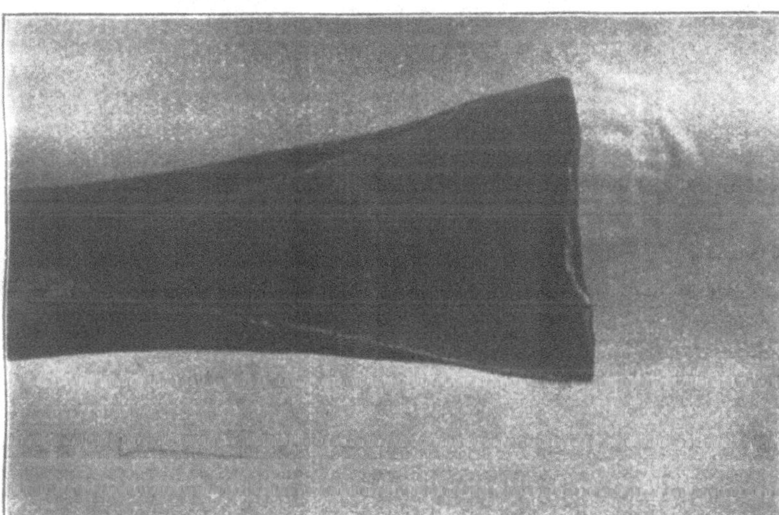

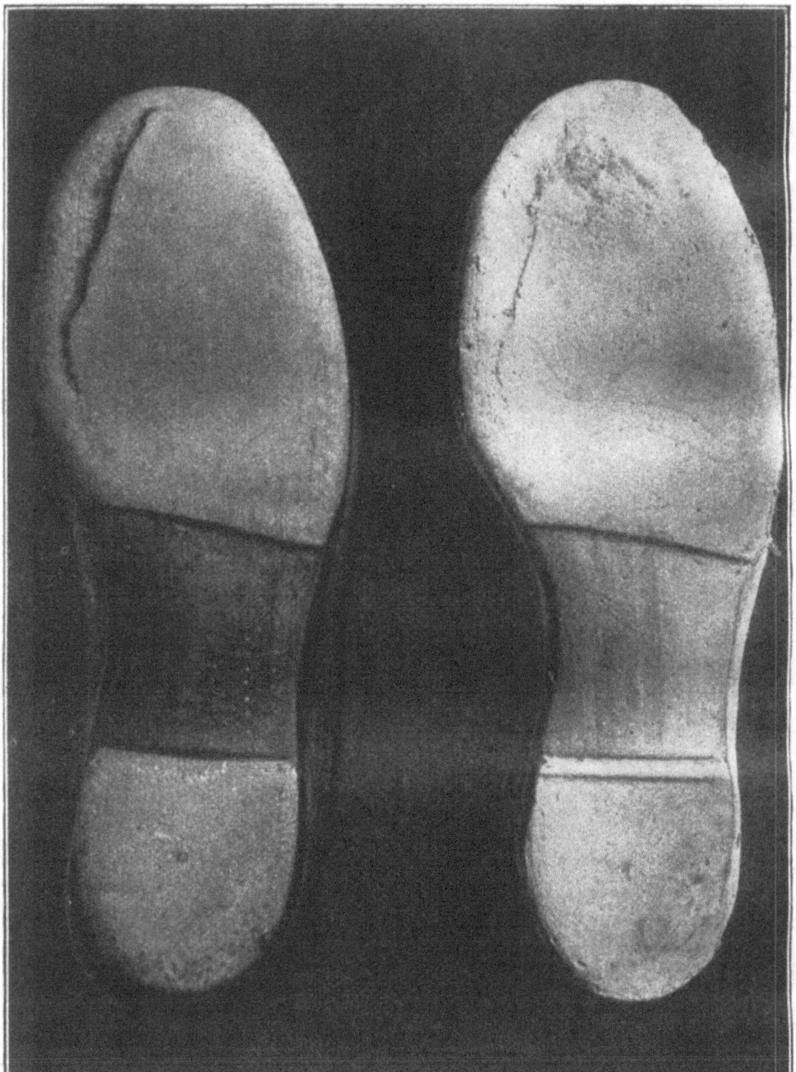

Fussspuren im Lehm.

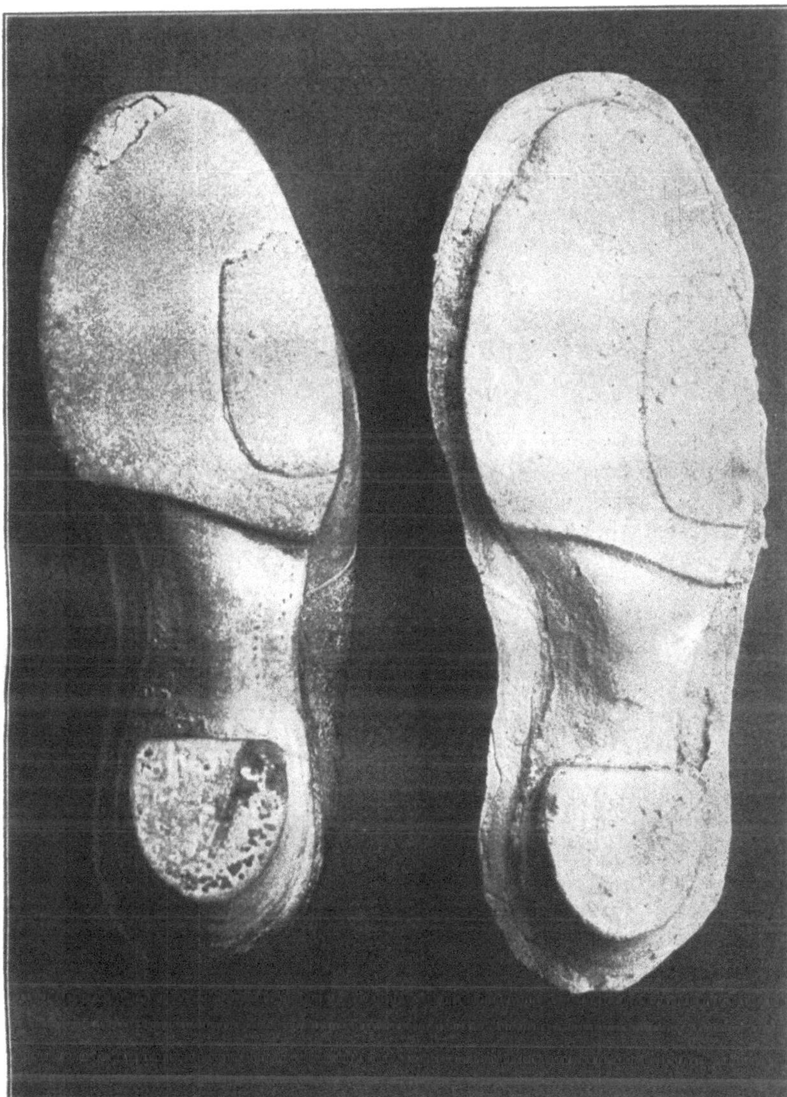

Fusspuren im Sand.

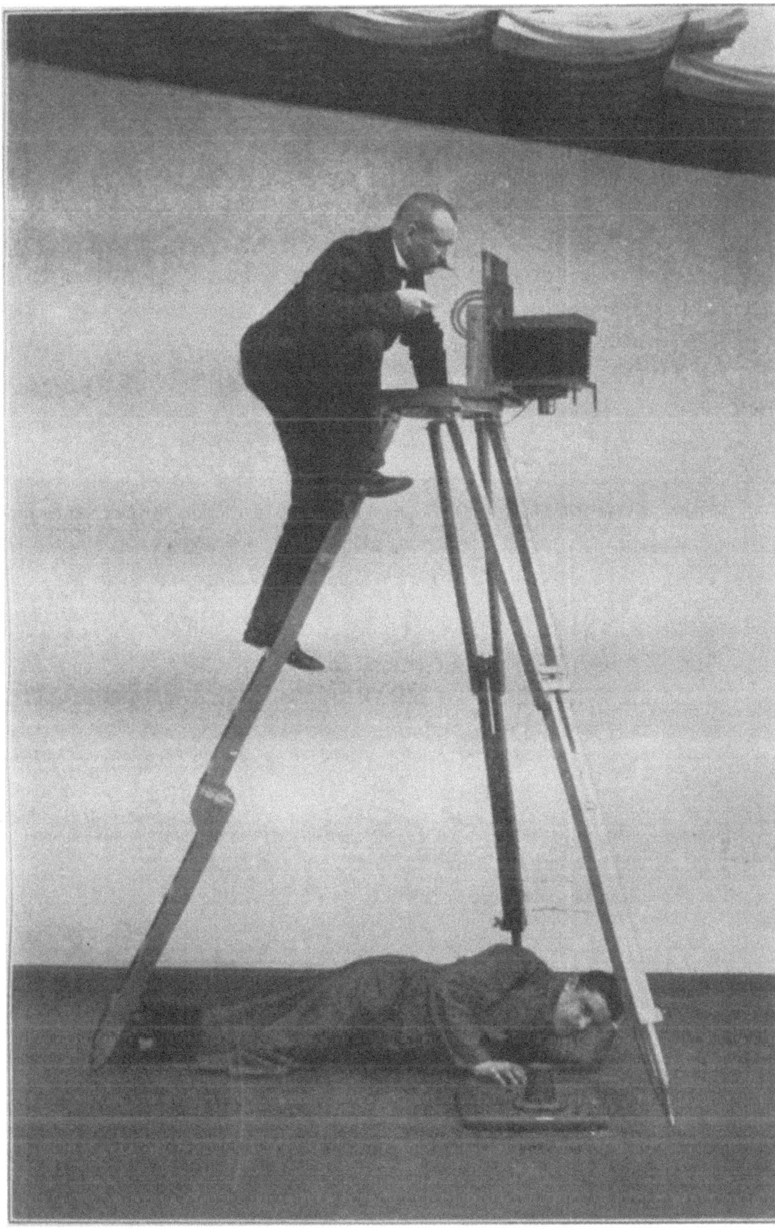

Reisecamera mit Leiterstativ.

wischt, ja vielleicht die ganze Spur, namentlich wenn sie in losem Erdreiche sich befindet, dadurch vernichtet werden.

Der flüssige Gips muss vielmehr mit einem Löffel behutsam in die Spur hineingefüllt werden, dergestalt, dass Gips auf Gips kommt, um eine gleichmässige Ausfüllung, eine gleichmässige Erstarrung zu ermöglichen. Ist das Erdreich hinlänglich widerstandsfähig, so kann man die Masse, wenn sie den oberen Rand der Fusspur erreicht, mit dem Löffel sanft andrücken, am besten von der Mitte aus, damit der Gips überall eindringt.

Ist die Masse erstarrt, was nach ungefähr einer Viertelstunde zu geschehen pflegt, dann geht man an die Verstärkung des Abgusses. Diese ist durchaus notwendig, da es nicht selten vorkommt, dass schwache Abgüsse schon beim Herausnehmen aus dem Erdreiche zerbrechen.

Man füllt deshalb das übrig gebliebene Material über die ganze Form und lässt nun alles zusammen erstarren. Nach einer halben Stunde kann man den Abguss fortnehmen. Der anhaftende Sand wird mit Wasser leicht fortgespült, Lehm lässt man antrocknen und klopft ihn dann los. Niemals versuche man, den überschüssigen Gips von dem Abgusse abzubrechen; man bedient sich zu seiner Entfernung eines Messers.

Fussspur in Sand oder Mist.

Da Sand und Mist leicht nachgiebt und namentlich die Konturen durch das Hineinfüllen des Gipses höchstwahrscheinlich verwischt werden würden, gilt es zunächst, die Fussspur zu härten.

Zu diesem Zwecke taucht man einen nicht zu starken Pinsel in aufgelösten Schellack, nähert ihn der Spur und spritzt, indem man mit dem Finger gegen die Borsten des Pinsels streift, die Auflösung gegen die inneren Wände der Fussspur, sodass sie von der Flüssigkeit leicht durchzogen werden.

Nach 30—40 Minuten ist die Spur hart genug, um ausgegossen werden zu können. Die hier in diesem Fall angerührte Gipsmasse sei nicht zu dick; es darf an Gips nur so viel in das Wasser gethan werden, dass von letzterem noch etwas über dem aufgesogenen Material stehen bleibt, und durch das Verrühren eine sahnenartige, noch gut flüssige Masse entsteht.

Fussspur in Lehm oder fester Erde.

Die Gipsmasse muss dicker eingerührt werden; es wird soviel von dem Gipse in das Wasser gethan, dass es nicht völlig von diesem aufgenommen werden kann, sondern in der Form eines kleinen Hügels aus ihm hervorragt. Nach dem Verrühren muss die Masse die Konsistenz dicker Sahne oder flüssigen Kuchenteiges haben.

Fussspur in Schnee oder nasser Erde.

Keine Spur ist besser aufzunehmen wie die im Schnee. Iede Eigentümlichkeit der Form, jede Feinheit bleibt in ihm, so lange er nicht im Schmelzen begriffen ist, erhalten. Der vollkommen trockene Gips wird in einen Beutel oder ein Tuch von so lockerem, weitmaschigem Gewebe gethan, dass er leicht hindurchfällt. Indem man den Behälter fortwährend schüttelt, füllt man nach und nach die ganze Spur mit dem Gipse aus, der bald von der Feuchtigkeit des Schnees durchzogen wird und zu einer festen Masse erstarrt.

Das Verstärken der Form wird wie in den übrigen Fällen durch Ueberfüllen mit dickflüssigem Gipse bewirkt. —

Das Abformen einer Fussspur empfiehlt sich, wie ich noch zum Schluss bemerken möchte, nur in den Fällen, wo die Spur völlig gut erhalten ist, und zwar sowohl in der ganzen Form, so dass Länge und Breite genau zu erkennen ist, als auch in ihren einzelnen Eigentümlichkeiten.

Soll die Form ein überzeugendes Ueberführungsmaterial sein, so muss sie möglichst einwandsfrei sein.

Ich möchte die Aufnahme einer Spur mit der Bertillonage vergleichen: für unsichere, ungenaue Masse, die zu Irrtümern Veranlassung geben können — lieber keine.

Setzmaschinensatz und Druck von A. Seydel & Cie., G. m. b. H., Berlin SW.

FSC
www.fsc.org
MIX
Papier | Fördert gute Waldnutzung
FSC® C083411

Zeitfracht Medien GmbH
Ferdinand-Jühlke-Straße 7
99095 Erfurt, Deutschland
produktsicherheit@kolibri360.de